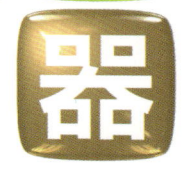

編集
菊地栄次
慶應義塾大学医学部泌尿器科学教室 講師

シリーズ協力
秋根良英
慶應義塾大学大学院健康マネジメント研究科修士課程

医学書院

> **謹告** 編集者並びに出版社として，本書に記載されている情報が最新かつ正確であるように最善の努力をしておりますが，薬剤の情報などは，時に変更されることがあります．したがって，実際に使用される際には，読者御自身で十分に注意を払われることを要望いたします．
>
> 医学書院

《すぐ調》泌尿器

発　行　2012 年 5 月 1 日　第 1 版第 1 刷Ⓒ

編　者　菊地 栄次

発行者　株式会社　医学書院

　　　　代表取締役　金原　優

　　　　〒113-8719　東京都文京区本郷 1-28-23

　　　　電話　03-3817-5600(社内案内)

印刷・製本　アイワード

本書の複製権・翻訳権・上映権・譲渡権・公衆送信権(送信可能化権を含む)は(株)医学書院が保有します．

ISBN978-4-260-01459-5

本書を無断で複製する行為(複写，スキャン，デジタルデータ化など)は，「私的使用のための複製」など著作権法上の限られた例外を除き禁じられています．大学，病院，診療所，企業などにおいて，業務上使用する目的(診療，研究活動を含む)で上記の行為を行うことは，その使用範囲が内部的であっても，私的使用には該当せず，違法です．また私的使用に該当する場合であっても，代行業者等の第三者に依頼して上記の行為を行うことは違法となります．

JCOPY 〈㈳出版者著作権管理機構　委託出版物〉
本書の無断複写は著作権法上での例外を除き禁じられています．
複写される場合は，そのつど事前に，㈳出版者著作権管理機構
(電話 03-3513-6969，FAX 03-3513-6979，info@jcopy.or.jp)の
許諾を得てください．

読者のみなさんへ

　インターネット環境の整った現在の医療現場では、必要な医学情報を入手することは以前に比べ随分とたやすくなりました。とはいえ、広範囲の医学情報の中から必要な情報を的確・迅速に入手することは時として容易ではありません。ポケットに収まるような小冊子、その中には診療における必要十分な情報が詰まっている、そんなデータブックがあれば、医療現場で大いに役に立つのではないかと考え、この「すぐ調」シリーズが誕生しました。

　泌尿器科学領域では、取り扱う臨床範囲は多岐に渡ります。本書は、その中でも特に重要な事項をコンパクトにまとめることを主眼に作成しました。泌尿器科日常診療で特に頻回に使用する略語、検査値、質問票、検査法、薬の知識を、すぐ見て視覚的に把握しやすいように記載してあります。

　コンパクトで見やすく、調べやすい、を基本として、泌尿器科学の臨床の全体像が見渡せるよう作成された本書が、医療現場で忙しく働いている医療従事者の方、あるいは泌尿器科学に関心を持たれる方に少しでも、お役に立てることを期待してやみません。

2012 年 3 月

編者　菊地栄次

もくじ

解剖

腎臓と尿管	2
腎臓と男性生殖器	3
尿管・膀胱・精囊腺・前立腺	4
男性生殖器	5
陰茎	6
女性生殖器	7
副腎の血管分布	8

検査・治療

主な検査項目	12
尿の色調と尿検査	16
主な臨床検査基準値	18
肺気量の測定	26
換気障害の分類	26
心電図	28
換算 GFR、クレアチニンクリアランスの計算	31
主な質問票	32
国際前立腺症状スコア（I-PSS）・QOL スコア　32／過活動膀胱症状質問票（OABSS）　34／国際勃起機能スコア 5（IIEF-5）　36	
前立腺癌	38
直腸診による前立腺所見記載法　38／直腸診針生検に関する記載　39／前立腺癌の病期分類－TNM 分類　40／前立腺癌の病期分類－ABCD 分類　42／前立腺癌組織学的悪性度の指標-Gleason 分類　43	
膀胱癌	44
腎盂・尿管癌	46

iv

CONTENTS

腎細胞癌 48
精巣腫瘍 50
尿管・腎瘻カテーテル 51
尿路ストーマ（ウロストミー） 54
外来で用いる主な注射薬 56
多剤併用抗癌剤の投与 58
検査・手術で一時的に服用を中止すべき経口薬 60
褥瘡の経過評価 -DESIGN-R 62

主な薬剤

抗菌薬 66
抗癌剤 70
副腎皮質ホルモン製剤 73
解熱・鎮痛・抗炎症薬 74
性ホルモン製剤 76
免疫抑制薬 77
泌尿・生殖器用薬 78
　前立腺肥大・頻尿治療薬　78／排尿障害治療薬　79／尿酸生成阻害薬　80／尿アルカリ化薬　80／腎結石・尿路結石治療薬　81／頻尿・過活動膀胱治療薬　81／勃起不全治療薬　83

略　語

86

薬剤索引

97

表紙デザイン◉岡部タカノブ　本文デザイン◉natsuko　イラスト◉柳生奈緒

解 剖

腎臓と尿管

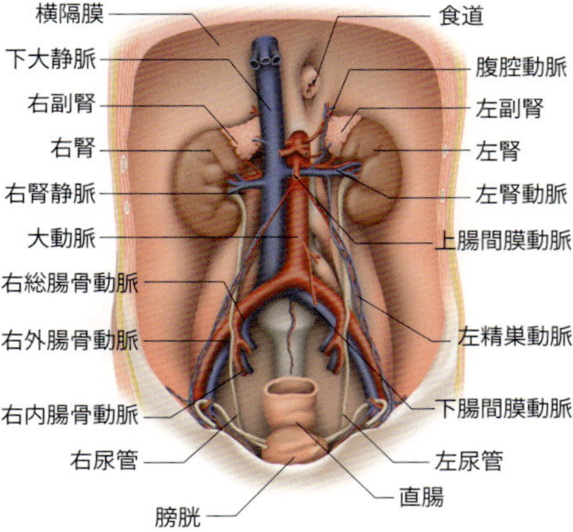

腎臓と男性生殖器

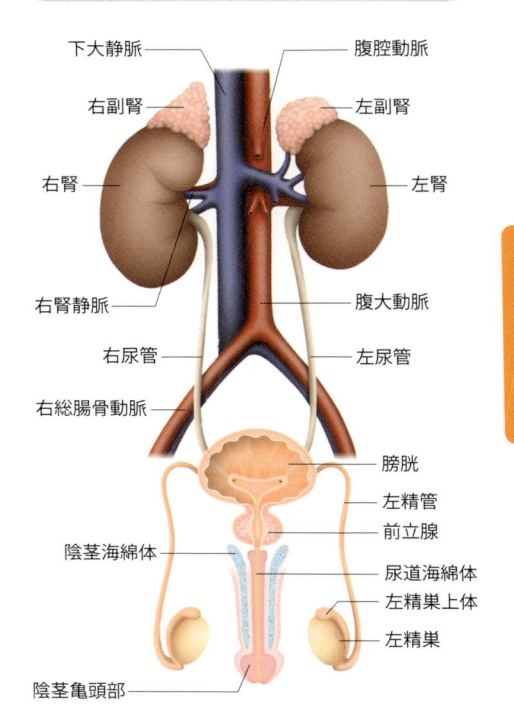

- 下大静脈
- 腹腔動脈
- 右副腎
- 左副腎
- 右腎
- 左腎
- 右腎静脈
- 腹大動脈
- 右尿管
- 左尿管
- 右総腸骨動脈
- 膀胱
- 左精管
- 前立腺
- 陰茎海綿体
- 尿道海綿体
- 左精巣上体
- 左精巣
- 陰茎亀頭部

解剖

尿管・膀胱・精嚢腺・前立腺

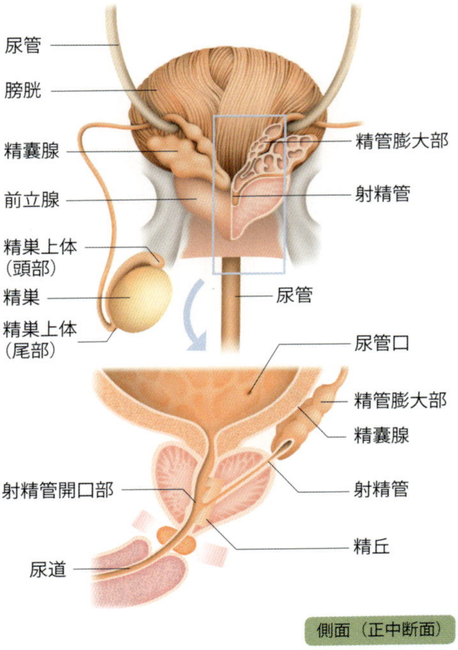

- 尿管
- 膀胱
- 精嚢腺
- 前立腺
- 精巣上体（頭部）
- 精巣
- 精巣上体（尾部）
- 精管膨大部
- 射精管
- 尿管

- 尿管口
- 精管膨大部
- 精嚢腺
- 射精管開口部
- 射精管
- 精丘
- 尿道

側面（正中断面）

男性生殖器

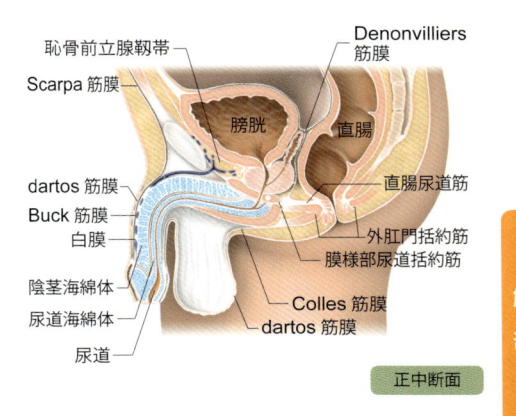

恥骨前立腺靱帯
Scarpa 筋膜
膀胱
Denonvilliers 筋膜
直腸
dartos 筋膜
Buck 筋膜
白膜
直腸尿道筋
外肛門括約筋
膜様部尿道括約筋
陰茎海綿体
尿道海綿体
Colles 筋膜
dartos 筋膜
尿道

正中断面

解剖

陰茎

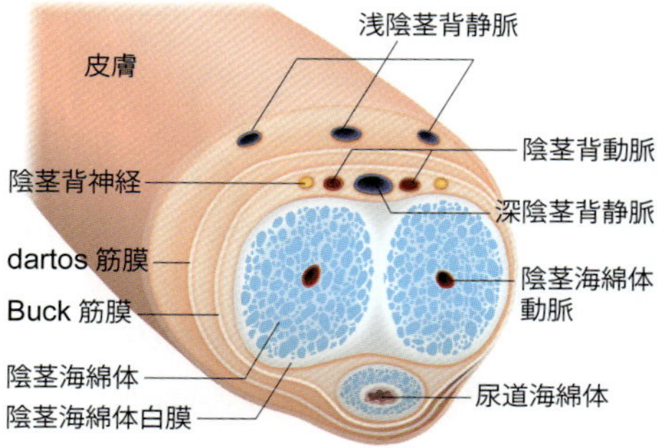

- 皮膚
- 浅陰茎背静脈
- 陰茎背動脈
- 陰茎背神経
- 深陰茎背静脈
- dartos筋膜
- Buck筋膜
- 陰茎海綿体動脈
- 陰茎海綿体
- 陰茎海綿体白膜
- 尿道海綿体

女性生殖器

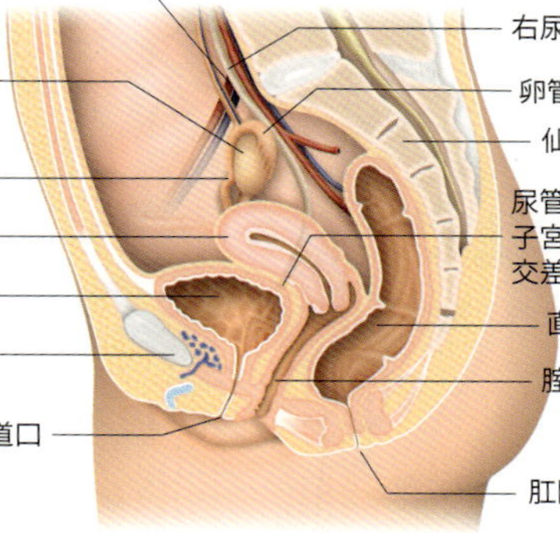

- 右総腸骨動脈
- 卵巣
- 卵管
- 子宮
- 膀胱
- 恥骨
- 外尿道口
- 右尿管
- 卵管采
- 仙骨
- 尿管と子宮円索交差部
- 直腸
- 腟
- 肛門

解剖

副腎の血管分布

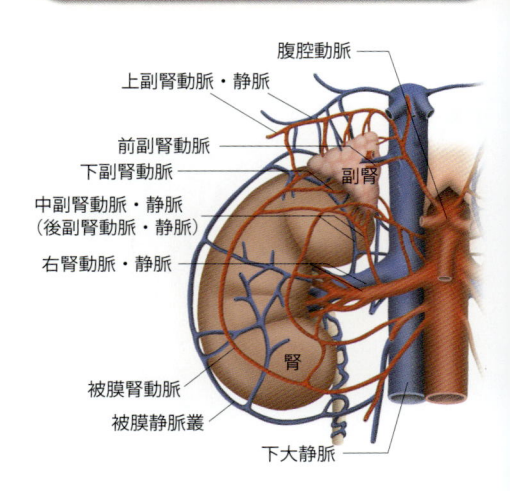

- 腹腔動脈
- 上副腎動脈・静脈
- 前副腎動脈
- 下副腎動脈
- 副腎
- 中副腎動脈・静脈（後副腎動脈・静脈）
- 右腎動脈・静脈
- 腎
- 被膜腎動脈
- 被膜静脈叢
- 下大静脈

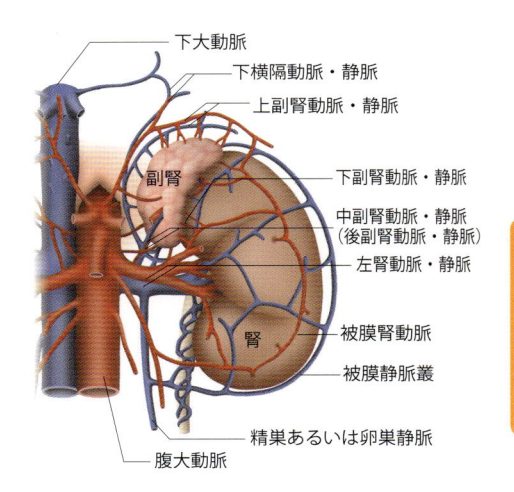

- 下大動脈
- 下横隔動脈・静脈
- 上副腎動脈・静脈
- 副腎
- 下副腎動脈・静脈
- 中副腎動脈・静脈（後副腎動脈・静脈）
- 左腎動脈・静脈
- 腎
- 被膜腎動脈
- 被膜静脈叢
- 精巣あるいは卵巣静脈
- 腹大動脈

解剖

Memo

検査・治療

主な検査項目

残尿測定	導尿や経腹的超音波操作にて、残尿量を測定すること。50 mL 未満が基準範囲内
超音波検査	泌尿器科領域では、腎臓、膀胱、前立腺を評価する。腎臓に関しては、水腎症、腫瘤性病変、結石の有無を中心に調べる。膀胱部の検査では、できるだけ蓄尿した状態で行う。膀胱の形態、腫瘤性病変、結石の有無を調べる。前立腺部は前立腺体積の測定が可能だが、経直腸的超音波検査(TRUS)のほうがより正確に測定が可能
尿流測定	尿流測定器(ウロフローメトリー)を用いて患者さんに排尿してもらい、尿流曲線を評価する。排尿障害のスクリーニング検査として有用である。尿流曲線(排尿量)、最大尿流量、平均尿流量、排尿時間などのパラメータから排尿状態を把握する。一般に排尿障害があれば、排尿時間の延長、尿流率の低下が観察される
尿流動態検査 (urodynamic study)	膀胱内圧、直腸内圧、排尿筋圧を同時に記録し評価する。蓄尿時の膀胱の活動性を評価できるほか、内圧尿流測定(PFS)により膀胱出口部閉塞の有無や、排尿筋収縮力の評価が可能

直腸診(DRE)	示指を肛門に挿入して肛門括約筋の緊張度(anal tonus)を調べ、下部直腸粘膜の全周にわたって触診を行う。前立腺を触知し、大きさ、形態、辺縁、表面および前立腺溝の性状、硬さ、圧痛の有無、移動性などを観察する
膀胱鏡検査	尿道、膀胱内の観察、処置の際に用いる。従来は硬性膀胱鏡が用いられていたが、近年は軟性膀胱鏡が普及。通常、硬性膀胱鏡では局所浸潤麻酔を行う。検査後に尿路感染症、血尿が続くことがあり、患者へは水分摂取を指示し、必要に応じて抗生剤の予防投与を行う。膀胱鏡検査は膀胱結石、前立腺肥大症、尿道狭窄の診断に用いる場合があるが、特に膀胱癌の診断に有用
尿管カテーテル法	尿管内に逆行性に尿管カテーテルを挿入する方法である。主に腎尿管の病変の診断に利用される。逆行性腎盂尿管造影は尿管カテーテル法を用いて尿管の狭窄、腎盂の拡張の程度、あるいは腫瘍や結石の有無、部位などの検索の際に行われる。尿管カテーテルより分腎尿を採取することが可能で、選択的尿細胞診検査は腎盂尿管腫瘍診断に有用。 腫瘍、結石などにより上部尿路の狭窄、閉塞を認める場合の尿管カテーテル留置や、腎盂・尿管への薬物の直接注入など、治療にも応用される

検査・治療

尿細胞診検査	顕微鏡的、肉眼的血尿のスクリーニング、膀胱癌、腎盂尿管癌などの尿路上皮癌を疑う症例、尿路上皮癌の治療効果判定、あるいは再発のモニタリングに用いられ、主として、新鮮尿を使用し検査が行われる。 尿細胞診での形態学的分類にはPapanicolau分類が用いられ、class I、IIは陰性、class IIIは疑陽性、class IV、Vは陽性と判定される
膀胱生検	主に膀胱腫瘍の組織診断のために行う。膀胱鏡にて膀胱内を十分に観察し、生検鉗子を用いて、腫瘍組織の一部あるいは疑わしい部位の膀胱粘膜を採取する。明らかな腫瘍が認められなくても不整、発赤粘膜を認めるか、あるいは尿細胞診陽性症例では上皮内癌が疑われるため、膀胱ランダム生検を行う。膀胱ランダム生検は、不整粘膜を含め膀胱三角部、後壁、頂部、前壁、左右側壁、頸部と順序を決めて施行する。必要に応じて、前立腺部尿道の生検を追加する。 合併症として、膀胱出血、穿孔などがある
排尿時膀胱尿道造影(VCUG)	排尿時に行い、膀胱と尿道の形態、動態・機能異常を観察する。膀胱尿管逆流症、神経因性膀胱、膀胱頸部硬化症、尿道弁、尿道損傷の診断に用いられる

CT 検査	Computed Tomography のことで、画像診断に欠かせない検査である。分解能が高く、X 線撮影では描出されない石灰化像なども検出可能。 血清クレアチニン高値（1.5 〜 2.0 mg/dL 以上）、ヨード造影剤に対する過敏症の既往歴や、気管支喘息、重篤な甲状腺疾患がある患者、褐色細胞腫の患者、妊婦での造影剤使用は禁忌
MRI 検査	水素原子核（プロトン）の核磁気共鳴現象を利用して画像を構築する検査。ペースメーカーなど、体内に金属を留置している患者では禁忌で、アレルギー歴、気管支喘息、造影剤過敏症患者では、造影 MRI の施行の際は十分注意する
骨シンチグラフィー	前立腺癌、膀胱癌、腎癌など泌尿器科系の悪性腫瘍は骨転移する場合が多い。骨転移の有無、広がりの評価が可能
尿失禁テスト	500 mL を飲水後、外陰部にパッドを装着し、一連の動作を行う。運動前後のパッドの重量の差を測定して、尿失禁量を評価する。2 g 以上を尿失禁陽性と判定する
精液検査	男性不妊症の検査のうち最も重要な検査の一つ。清潔で口径の広い、フタ付きのプラスチック容器にマスターベーションにて精液を採取する。2 日以上 7 日以内の禁欲期間の後に精液を採収する

検査・治療

尿の色調と尿検査

尿の色調

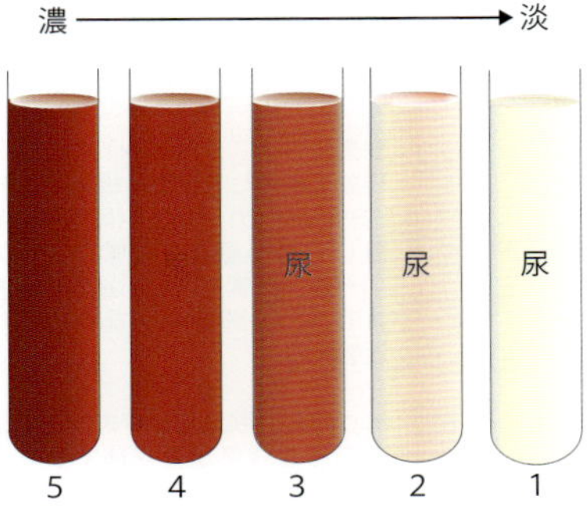

濃 ⟶ 淡

		Ht	
1	ほぼ正常	Ht	0.1%以下
2	わずかに赤みがある	Ht	0.25%
3	後ろの文字が透けて読める	Ht	0.5%
4	後ろの文字が透けて見えるが、読めない	Ht	1.0%
5	後ろの文字がまったく見えない	Ht	5.0%

■ 尿検査

	基準値	検査からわかること
尿量（mL/日）	1000〜2000	400以下⇒乏尿 100以下⇒無尿 2500以上⇒多尿
尿蛋白（mg/日）	40〜150	
尿比重	1.003〜1.030 （24時間尿の場合 1.013〜1.016）	
尿pH	5〜7	●異常値：アシドーシス、アルカローシス、尿路感染
膀胱容量（mL）	約400	

検査・治療

Memo

主な臨床検査基準値

(基準値:慶應義塾大学病院臨床検査の手引き 2011 年版より引用改変)

血液学検査

	基準値	検査でわかること・ポイント
CBC 末梢血検査		
WBC (/μL) 白血球数	3500～8500	●感染症や炎症疾患の合併の有無の評価
RBC (/μL) 赤血球数	M:430万～570万 F:370万～490万	●貧血の有無や赤血球増加症の診断
Hb (g/dL) ヘモグロビン	M:13.5～17.0 F:11.5～15.0	●Hb や Hct の急激な低下は、出血や溶血の可能性
Ht (%) ヘマトクリット	M:40.0～50.0 F:35.0～45.0	
PLT (/μL) 血小板数	15万～35万	●出血傾向を調べる ●低値の場合、尿毒症、腎血管障害の可能性 ●血小板減少が高度の場合、特に採血後の止血を確実に行う
凝固検査		
FDP (μg/mL) フィブリンまたはフィブリノゲン分解産物	5.0 以下	●血栓の有無の診断（線溶亢進の検出） ●感染症の初期、手術後、心筋梗塞では増加
PT (%) プロトロンビン時間	70～140	●凝固異常の把握やワルファリン投与時のモニター
感染・炎症マーカー		
ESR (mm/時間) 赤血球沈降速度	M:10まで F:15まで	●炎症の有無とその程度の評価 ●感染症の初期、手術後に軽度亢進

すぐ調 ● 泌尿器

■ 生化学検査

	基準値	検査でわかること・ポイント
蛋白・膠質反応		
TP (g/dL) 総蛋白	6.7〜8.2	●栄養状態、肝・腎機能などの評価
ALB (g/dL) アルブミン	3.9〜5.2	
生体色素検査		
T-Bil (mg/dL) 総ビリルビン	0.4〜1.3	●黄疸の有無の確認
D-Bil (mg/dL) 直接ビリルビン	0.2以下	●肝細胞障害、胆汁排泄障害の診断
含窒素成分検査		
BUN (mg/dL) 尿素窒素	血清 8〜20 尿　　4〜12	●腎機能の評価 ●腎機能が低下すると高値に
Cr (mg/dL) クレアチニン	血清 M:0.7〜1.1 　　　F:0.4〜0.8 尿　M:0.8〜1.8 　　F:0.6〜1.3	
UA (mg/dL) 尿酸	血清 3.0〜7.0 尿　M:0.2〜1.2 　　F:0.3〜0.8	●痛風、高尿酸血症の診断 ●低値：腎性低尿酸血症 ●高値：痛風、腎不全 ⇒強度の運動で尿酸値が多少上昇することがあるため、採血前日および当日は強度の運動やアルコールの多飲は避ける

検査・治療

	基準値	検査でわかること・ポイント
電解質検査		
Na^* (mEq/L) ナトリウム	136〜145	●低値になるほど腎機能障害の重症度も高くなる ⇒高値では、脱水などに注意
K^* (mEq/L) カリウム	3.6〜4.8	●低値：腎尿細管性アシドーシス ●高値：急性・慢性腎不全、透析患者
Cl^* (mEq/L) クロール	99〜107	●代謝性アシドーシス、呼吸性アルカローシスでは高値 ●代謝性アルカローシス、呼吸性アシドーシスでは高値
Ca^* (mg/dL) カルシウム	8.5〜10.2	●低値：透析患者や慢性腎不全 ⇒異常値を示すときは、心電図所見にも注意
IP^* (mg/dL) 無機リン	2.8〜4.6	●高値になるほど腎機能障害の重症度も高くなる ⇒食事の影響を受けやすいので、空腹時に測定すること
Mg^* (mEq/L) マグネシウム	1.8〜2.4	●糖尿病では軽度の低下 ●中等度の上昇は、透析療法で改善 ●高値になるほど腎機能障害の重症度も高くなる

	基準値	検査でわかること・ポイント
微量金属検査		
Fe* (μg/dL) 鉄	M：60〜199 F：41〜189	●鉄欠乏性貧血の有無の確認
脂質検査		
TC (mg/dL) 総コレステロール	135〜240	●コレステロール値の評価 ●ステロイド剤、β遮断薬などで高値を示すことがある
HDL-C (mg/dL) HDL-コレステロール	40〜100	●脂質異常症では低下
LDL-C (mg/dL) LDL-コレステロール	60〜160	●脂質異常症では上昇
TG (mg/dL) 中性脂肪	30〜120	●リポ蛋白の評価 ●高値：心筋梗塞、うっ血性心不全
酵素活性検査 (37℃)		
LDH (IU/L) 乳酸脱水素酵素	120〜220	●軽度の上昇で、慢性腎炎の可能性
AST (GOT) (IU/L)	10〜35	●肝・胆道系の機能評価
ALT (GPT) (IU/L)	5〜40	
ALP (IU/L) アルカリホスファターゼ	100〜320	
γ-GTP (IU/L) γ-グルタミルトランスフェラーゼ	M：10〜90 F：5〜40	

＊は血清値

検査・治療

	基準値	検査でわかること・ポイント
AMY（IU/L） アミラーゼ	140〜550	●膵炎、唾液腺疾患の診断
CPK（IU/L） クレアチンホスホキナーゼ	M:60〜250 F:50〜170	●心臓を含む筋疾患の診断・経過観察
炎症マーカー		
CRP（mg/dL） C-反応性蛋白	0〜0.35	●炎症や組織破壊病変の有無やその評価 ●高値の場合は、細菌感染症や心不全などの可能性あり
糖質検査		
HbA1c（%） ヘモグロビンA1c	NGSP:4.6〜6.2（JDS値:4.3〜5.8）	●血糖コントロールの評価 ●妊婦・透析患者では異常値を示すこともある

腫瘍マーカー

	基準値	備考
AFP（ng/mL） α-フェトプロテイン	20以下	精巣腫瘍のマーカーとして用いることがある
CEA（ng/mL） 癌胎児性抗原	5.6以下	精巣腫瘍のマーカーとして用いることがある
hCG-β*（ng/mL） ヒト絨毛性ゴナドトロピンβ-サブユニット	0.1以下	精上皮腫（セミノーマ）のマーカーとして用いることがある
PSA（ng/mL） 前立腺特異抗原	4.00以下	前立腺癌のマーカー

＊は血清値

■ 内分泌検査

	基準値	
	男性	女性
下垂体機能検査		
LH* (mIU/mL) 黄体形成ホルモン	2.2〜8.4	卵胞期:1.4〜15 排卵期:8〜100 黄体期:0.5〜15 閉経後:11〜50
FSH* (mIU/mL) 卵胞刺激ホルモン	1.8〜12	卵胞期:3〜10 排卵期:5〜24 黄体期:1.3〜6.2 閉経後:26〜120
PRL* (ng/mL) プロラクチン	5〜20	卵胞期・排卵期・ 黄体期:7〜40 閉経後:4〜25
ACTH* (pg/mL) 副腎皮質刺激ホルモン	7.2〜63.3 (早朝安静時)	
性機能検査		
テストステロン* (ng/mL)	2.01〜7.50	0.06〜0.86
遊離テストステロン* (pg/mL)	20〜29歳:8.5〜27.9 30〜39歳:7.6〜23.1 40〜49歳:7.7〜21.6 50〜59歳:6.9〜18.4 60〜69歳:5.4〜16.7 70〜79歳:4.5〜13.8	—

＊は血清値

検査・治療

	基準値	
	男性	女性
腎・副腎皮質機能検査		
ALDST*(pg/mL) アルドステロン	随時：36 〜 240　臥位：30 〜 159 立位：39 〜 307	
ARC (pg/mL) 活性型レニン濃度	随時：3.2 〜 36.6　臥位：2.5 〜 21.4 立位：3.6 〜 63.7	
CORTI*(μg/dL) コルチゾール	7.6 〜 21.4	3.5 〜 18.4
17KGS (mg/日) 尿 17-ケトジェニックステロイド	6.0 〜 18.4	3.6 〜 11.2
副腎髄質・交感神経検査		
CA-3F (ng/mL) カテコールアミン 3分画	A：0.17 以下 NA：0.15 〜 0.57 DA：0.03 以下	
尿 CA-3F (μg/日) 尿中カテコールアミン 3分画	A/D：1 〜 23 NA/D：29 〜 120 DA/D：100 〜 1000（いずれも 20 〜 57 歳）	
VMA/C (μg/mg・CR) バニルマンデル酸	蓄尿：1.3 〜 3.8 随時尿：1.2 〜 4.9	蓄尿：2.1 〜 5.0 随時尿：1.2 〜 4.9
HVA/C (μg/mg・CR) ホモバニリン酸	蓄尿：1.7 〜 3.8 随時尿：1.6 〜 5.5	蓄尿：2.4 〜 5.6 随時尿：1.6 〜 5.5

＊は血清値

■ 精液検査

	基準値
精液量 (mL)	1.5 以上
pH	7.2 以上
精液濃度 (× 10^6/mL)	15 以上
総精子数 (× 10^6/ 精射量)	39 以上
総運動率 (PR + NP、%)	40%以上
精子生存率	58%以上

PR:直進運動率、NP:非直進運動率
(WHO laboratory manual for the Examination and processing of human semen. Fifth edition, 2010 より)

Memo

肺気量の測定

スパイログラム

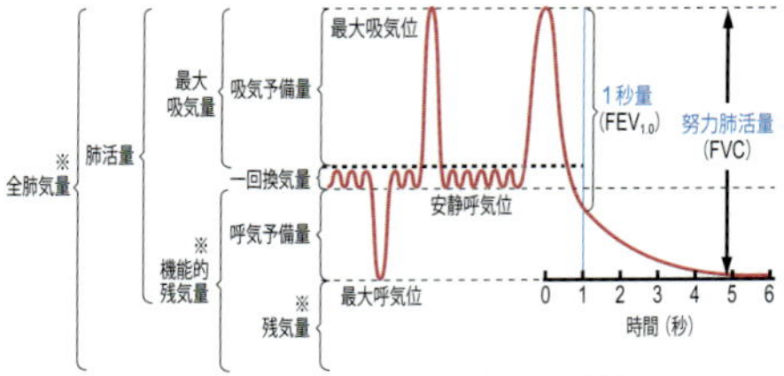

※全肺気量 = 肺活量 + ※残気量
肺活量 = 最大吸気量 + 呼気予備量
最大吸気量 = 吸気予備量 + 1回換気量
※機能的残気量 = 呼気予備量 + ※残気量

最大吸気位／安静呼気位／最大呼気位

1秒量 ($FEV_{1.0}$)
努力肺活量 (FVC)

時間（秒）

※スパイロメーターでは測定できない

$$1秒率 (FEV_{1.0}\%) = \frac{FEV_{1.0}}{FVC} \times 100 \,(\%)$$

換気障害の分類

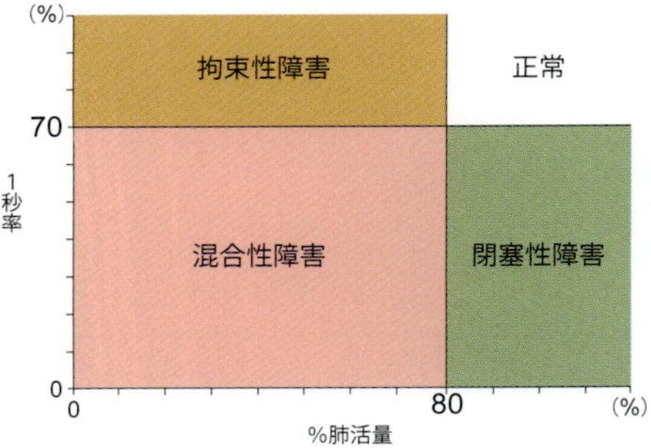

	%肺活量 80%未満	%肺活量 80%以上
1秒率 70%以上	拘束性障害	正常
1秒率 70%未満	混合性障害	閉塞性障害

全肺気量（TLC）	最大吸息したとき、肺内にある気体の量
肺活量（VC）	最大吸息した後、最大呼出して吐き出される気体の量。正常成人で約3000 mL
残気量（RV）	最大呼出したとき、まだ肺内に残存する気体の量
機能的残気量（FRC）	呼吸筋がすべて弛緩したときに、肺内に残留する気体の量
最大吸気量（IC）	機能的残気量より、最大努力して吸入できる気体の量。正常成人で約2000 mL
一回換気量（V_T）	安静時に1回の呼吸で肺に出入りする気体の量。正常成人で約500 mL
予備吸気量（IRV）	最大吸気量と一回換気量との差
予備呼気量（ERV）	機能的残気量より、最大努力して呼出できる気体の量。正常成人で約1000 mL

検査・治療

心電図

四肢誘導と胸部誘導の電極の取り付け位置

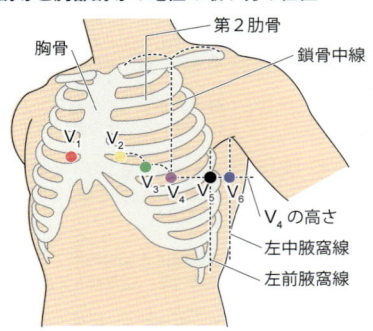

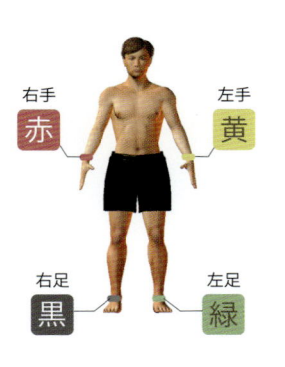

- 胸骨
- 第2肋骨
- 鎖骨中線
- V₁, V₂, V₃, V₄, V₅, V₆
- V₄の高さ
- 左中腋窩線
- 左前腋窩線

右手 赤　　左手 黄

右足 黒　　左足 緑

■ 緊急度の高い不整脈

		対応
心室細動 (VF)	全体的に不規則な波形	除細動を含む心肺蘇生 (CPR) をすぐに開始する
心室頻拍 (VT)	P波がなく、幅広いQRS波がほぼ規則的に出現	血圧低下時には、直流電流 (DC) による洞調律復帰 (カルジオバージョン) をはかる
洞不全 (洞停止)	P波、QRS波がしばらく出てこない	経皮ペーシング、ペースメーカーの挿入を考慮する
Ⅲ度 (完全) 房室ブロック	P波のあと、QRSが続かない	
多形性心室頻拍	波の高さが一定しない	硫酸マグネシウムの静注が有効。QT延長の原因 (薬剤、徐脈、電解質異常、虚血など) を是正する

検査・治療

		対応
頻脈性心房細動	P波がない。QRS波の間隔が不規則	心拍数調節をはかる。必要に応じて、除細動を試みる
上室性頻拍	幅の狭いQRS波の間隔がとても短く、規則正しい	ATP、ベラパミルなどの投与が停止に有効
心室性期外収縮 (PVC)	QRSが幅広	特に連発性、R on Tでは心室頻拍・細動の発生に注意

Memo

▶ 換算GFR、クレアチニンクリアランスの計算

■ 換算GFR（eGFR、mL/分/1.73 m²）

換算GFR (mL/分/1.73m²) = 194 × 血清クレアチニン値$^{-1.094}$ × 年齢$^{-0.287}$ （女性は× 0.739）

■ クレアチニンクリアランス（Ccr、mL/分）

Ccr (mL/分) = 尿中クレアチニン濃度 (mg/dL) × 単位時間あたりの尿量 (mL/分) ÷ 血清クレアチニン濃度 (mg/dL)

検査・治療

主な質問票

国際前立腺症状スコア（I-PSS）・QOL スコア

I-PSS この1か月間に、どれくらいの割合で次のような症状がありましたか	まったくない	5回に1回の割合より少ない
尿をしたあとに、まだ尿が残っている感じがありましたか	0	1
尿をしてから2時間以内に、もう1度しなくてはならないことがありましたか	0	1
尿をしている間に、尿が何度もとぎれることがありましたか	0	1
尿を我慢するのが難しいことがありましたか	0	1
尿の勢いが弱いことがありましたか	0	1
尿をし始めるために、お腹に力を入れることがありましたか	0	1

	0回	1回
夜寝てから朝起きるまでに、普通何回尿をするために起きましたか	0	1

I-PSS　合計　　　　　　　点

QOL スコア	とても満足	満足
現在の尿の状態がこのまま変わらずに続くとしたら、どう思いますか	0	1

QOL スコア　　　　　　点

	軽症	中等症	重症
I-PSS	0〜7点	8〜19点	20〜35点
QOLスコア	1、2点	2〜4点	5、6点

I-PSS：International Prostate Symptom Score

2回に1回の割合より少ない	2回に1回の割合くらい	2回に1回の割合より多い	ほとんどいつも
2	3	4	5
2	3	4	5
2	3	4	5
2	3	4	5
2	3	4	5
2	3	4	5

2回	3回	4回	5回
2	3	4	5

ほぼ満足	なんともいえない	やや不満	いやだ	とてもいやだ
2	3	4	5	6

(日本排尿機能学会・編：夜間頻尿診療ガイドライン．2009より)

■ 過活動膀胱症状質問票（OABSS）

OABSS：Overactive Bladder Symptom Score

質問	程度	点数
1. 朝起きたときから寝るまでに、何回くらい尿をしましたか	7回以下	0
	8〜14回	1
	15回以上	2
2. 夜寝てから朝起きるまでに、何回くらい尿をするために起きましたか	0回	0
	1回	1
	2回	2
	3回以上	3
3. 急に尿がしたくなり、我慢が難しいことがありましたか	なし	0
	週に1回より少ない	1
	週に1回以上	2
	1日1回くらい	3
	1日2〜4回	4
	1日5回以上	5
4. 急に尿がしたくなり、我慢ができず尿をもらしたことがありましたか	なし	0
	週に1回より少ない	1
	週に1回以上	2
	1日1回くらい	3
	1日2〜4回	4
	1日5回以上	5
	合計点数	点

> 以下の2つを満たす場合、過活動膀胱と診断する。
> ● 質問3の尿意切迫感スコアが2点以上
> ● OABSSの合計が3点以上

（日本排尿機能学会・編：夜間頻尿診療ガイドライン．2009 より）

Memo

検査・治療

国際勃起機能スコア 5 (IIEF-5)

IIEF-5：International Index of Erectile Function-5

最近 6 か月で		点数
1. 勃起を維持する自信の程度はどれくらいありましたか？	非常に低い	1
	低い	2
	普通	3
	高い	4
	非常に高い	5
2. 性的刺激による勃起の場合、何回挿入可能な硬さになりましたか？	まったくなし、またはほとんどなし	1
	たまに	2
	時々（半分くらい）	3
	おおかた毎回	4
	毎回またはほぼ毎回	5
3. 性交中、挿入後何回勃起を維持することができましたか？	まったくなし、またはほとんどなし	1
	たまに	2
	時々（半分くらい）	3
	おおかた毎回	4
	毎回またはほぼ毎回	5
4. 性交中、性交を終了するまで勃起を維持するのはどれくらい困難でしたか？	ほとんど困難	1
	かなり困難	2
	困難	3
	やや困難	4
	困難でない	5
5. 性交を試みたときに、何回満足に性交できましたか？	まったくなし、またはほとんどなし	1
	たまに	2
	時々（半分くらい）	3
	おおかた毎回	4
	毎回またはほぼ毎回	5

すぐ調 ● 泌尿器

合計点数

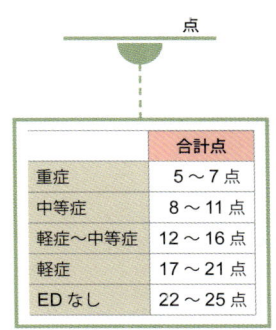

　　　　　　　　　点

	合計点
重症	5〜7点
中等症	8〜11点
軽症〜中等症	12〜16点
軽症	17〜21点
EDなし	22〜25点

(日本性機能学会・編：ED診療ガイドライン．2008より)

検査・治療

前立腺癌

直腸診による前立腺所見記載法

1. 前立腺全体の大きさ	0	触れない
	1	クルミ大
	2	小鶏卵大
	3	鶏卵大
	4	鵞卵大
2. 前立腺全体内に占める腫瘍部分の広がり	0	腫瘤を触れない
	1	輪郭の変形を伴わない腫瘍を触れる 1a：片葉、1b：両葉
	2	輪郭の変形を伴う腫瘍を片葉、または両葉に触れる 2a：被膜外、2b：精嚢に浸潤
	3	前立腺外に浸潤している
3. 直腸面の性状	0	硬結を触れない
	1	硬結を触れるが、表面は平滑
	2	表面に凹凸不整あり
	3	表面に凹凸不整が強い
4. 腫瘍部分の硬さ	0	腫瘤を触れない（判定せず）
	1	軟
	2	硬
	3	板状硬または石状硬
5. 精嚢浸潤の有無	0	精嚢への浸潤は認めない
	1	精嚢への浸潤が疑われる
	2	明らかに精嚢へ浸潤している
	3	精嚢周囲へ浸潤している

＊判定不能の場合は "X" と記す。

直腸診針生検に関する記載

1) 直腸生検

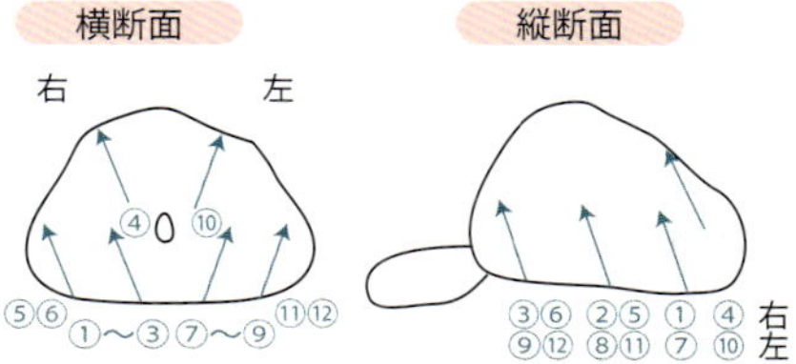

横断面 / 縦断面

右	左
①尖部 ④尖部（前部外側）	⑦尖部 ⑩尖部（前部外側）
②中部 ⑤中部（外側）	⑧中部 ⑪中部（外側）
③底部 ⑥底部（外側）	⑨底部 ⑫底部（外側）

2) 経会陰生検の記載例

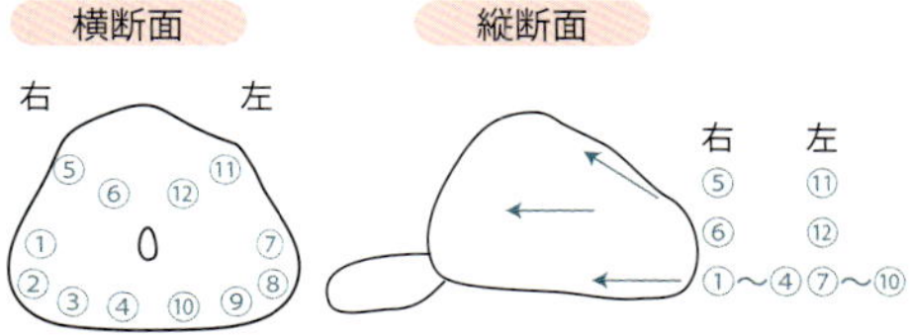

横断面 / 縦断面

右	左
①辺縁領域（外側） ④辺縁領域	⑦辺縁領域（外側） ⑩辺縁領域
②辺縁領域（外側） ⑤辺縁領域（前部外側）	⑧辺縁領域（外側） ⑪辺縁領域（前部外側）
③辺縁領域 ⑥移行領域	⑨辺縁領域 ⑫移行領域

（日本泌尿器科学会、日本病理学会、日本医学放射線学会・編：前立腺癌取扱い規約 第4版. 2010 より）

検査・治療

■ 前立腺癌の病期分類—TNM分類

T	[Tumor]	原発巣

- TX ▶ 原発腫瘍の評価が不可能
- T0 ▶ 原発腫瘍を認めない
- T1 ▶ 触知不能、または画像では診断不可能な臨床的に明らかでない

　　偶発的に発見　　　　　　　　　　　　　針生検により確認(例えばPSAの上昇による)

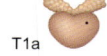

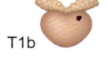

　　5%≧切除組織　　5%<切除組織

　　T1a　　　　　T1b　　　　　T1c

- T2 ▶ 前立腺に限局

　　片葉に浸潤　　　　　　　　　　　　　両葉に浸潤

　　1/2≧浸潤　　　1/2<浸潤

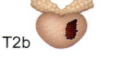

　　T2a　　　　　T2b　　　　　T2c

- T3 ▶ 前立腺被膜を越えて進展

　　被膜外へ進展(片葉、または両葉)　　精嚢に浸潤

　　T3a　　　　　　　　　　　T3b

- T4 ▶ 精嚢以外の隣接組織(膀胱頚部、外括約筋、直腸、挙筋、および/または骨盤壁)に固定、または浸潤

N	[Node]	リンパ節への転移
NX ▶	所属リンパ節の評価が不可能	
N0 ▶	所属リンパ節転移なし	
N1 ▶	所属リンパ節転移あり	

M	[Metastasis]	他臓器への転移
MX ▶	遠隔転移の詳細不明	
M0 ▶	遠隔転移なし	
M1 ▶	遠隔転移あり	

(日本泌尿器科学会、日本病理学会、日本医学放射線学会・編:前立腺癌取扱い規約 第4版. 2010より)

検査・治療

Memo

前立腺癌の病期分類―ABCD 分類

A	臨床的に前立腺癌とは診断されず、良性前立腺手術において、たまたま組織学的に診断された前立腺に局在する癌(偶発癌)
A1	限局性の高分化型腺癌
A2	中、あるいは低分化型腺癌、あるいは複数の病巣を前立腺内に認める

B	前立腺に局在している腺癌
B0	触診では触れず、PSA 高値にて精査され、組織学的に診断
B1	片葉内の単発腫瘍
B2	片葉全体あるいは両葉に存在

C	前立腺周囲には留まっているが、前立腺被膜は越えているか、精嚢に浸潤するもの
C1	臨床的に被膜外浸潤が診断されたもの
C2	膀胱頚部あるいは尿管の閉塞をきたしたもの

D	転移を有するもの
D0	臨床的には転移を認めないが、血清酸性ホスファターゼの持続的上昇を認める(転移の存在が強く疑われる)
D1	所属リンパ節転移
D2	所属リンパ節以外のリンパ節転移、骨やそのほかの臓器への転移
D3	D2 に対する適切な内分泌治療後の再燃

(日本泌尿器科学会、日本病理学会、日本医学放射線学会・編:前立腺癌取扱い規約第 4 版. 2010 より)

■ 前立腺癌組織学的悪性度の指標 -Gleason 分類

① 現在、国際的に最も広く使用されている組織学的悪性度の指標。
② 組織学的形態と浸潤増殖様式をそれぞれ 1 ～ 5 のパターンに分類し、その合計で悪性度を決定する。
③ Gleason スコアは、下記の形式で記載する。

Gleason score ＝

癌巣内の最も多いパターン（第 1 パターン） ＋ 次いで多く見られるパターン（第 2 パターン）

（記載例：Gleason score 3 ＋ 4 ＝ 7）

④ Gleason スコアが高ければ高いほど、悪性度が高い。

膀胱癌

膀胱癌の病期分類—TNM 分類

	T	N	M
0a 期	Ta	N0	M0
0is 期	Tis	N0	M0
I 期	T1	N0	M0
II 期	T2a、T2b	N0	M0
III 期	T3a、T3b、T4a	N0	M0
IV 期	T4b	N0	M0
	—	N1、N2、N3	M0
	—	—	M1

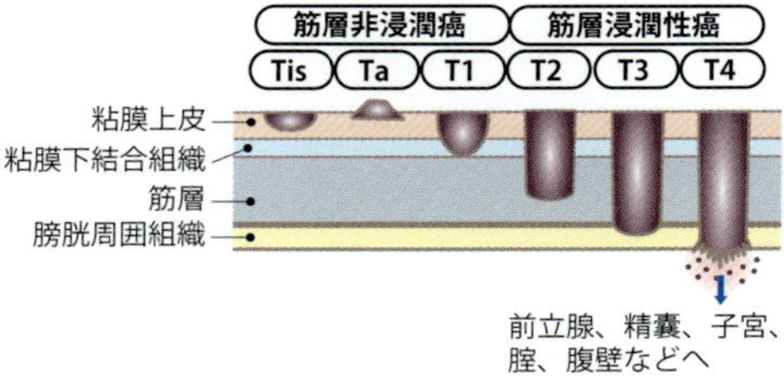

筋層非浸潤癌 / 筋層浸潤性癌

Tis　Ta　T1　T2　T3　T4

- 粘膜上皮
- 粘膜下結合組織
- 筋層
- 膀胱周囲組織

前立腺、精嚢、子宮、腟、腹壁などへ

T	[Tumor]	原発巣

- TX ▶ 原発腫瘍の評価が不可能
- T0 ▶ 原発腫瘍を認めない
- Ta ▶ 乳頭状非浸潤癌
- Tis ▶ 上皮内癌 (CIS) "flat tumor"
- T1 ▶ 上皮下結合組織に浸潤する腫瘍
- T2 ▶ 筋層に浸潤する浸潤
  - T2a ▶ 浅筋層に浸潤する腫瘍
  - T2b ▶ 深筋層に浸潤する腫瘍
- T3 ▶ 膀胱周囲脂肪組織に浸潤する腫瘍
  - T3a ▶ 顕微鏡的
  - T3b ▶ 肉眼的(膀胱外の腫瘤)
- T4 ▶ 次のいずれかに浸潤する腫瘍:前立腺間質、精嚢、子宮、膣、骨盤壁、腹壁
  - T4a ▶ 前立腺間質、精嚢、または、子宮または膣に浸潤する腫瘍
  - T4b ▶ 骨盤壁、または腹壁に浸潤する腫瘍

N	[Node]	リンパ節への転移

- NX ▶ 所属リンパ節の評価が不可能
- N0 ▶ 所属リンパ節転移なし
- N1 ▶ 小骨盤内の1個のリンパ節(下腹、閉鎖リンパ節、外腸骨および前仙骨リンパ節)への転移
- N2 ▶ 小骨盤内の多発性リンパ節(下腹、閉鎖リンパ節、外腸骨および前仙骨)への転移
- N3 ▶ 総腸骨リンパ節転移

M	[Metastasis]	他臓器への転移

- MX ▶ 遠隔転移の詳細不明
- M0 ▶ 遠隔転移なし
- M1 ▶ 遠隔転移あり

(日本泌尿器科学会、日本病理学会、日本医学放射線学会・編:腎盂・尿管・膀胱癌取り扱い規約 第1版. 2011年より)

腎盂・尿管癌

腎盂・尿管癌の病期分類―TNM 分類

	T	N	M
0a 期	Ta	N0	M0
0is 期	Tis	N0	M0
I 期	T1	N0	M0
II 期	T2	N0	M0
III 期	T3	N0	M0
IV 期	T4	N0	M0
	—	N1、N 2、N3	M0
	—	—	M1

T	[Tumor]	原発巣
TX	原発腫瘍の評価が不可能	
T0	原発腫瘍を認めない	
Ta	乳頭状非浸潤癌	
Tis	上皮内癌（CIS）	
T1	上皮下結合組織に浸潤する腫瘍	
T2	筋層に浸潤する浸潤	
T3	腎盂：筋層を越えて、腎盂周囲脂肪組織または腎実質に浸潤 尿管：筋層を越えて、尿管周囲脂肪組織に浸潤	
T4	隣接臓器または腎実質を越えて腎周囲脂肪組織に浸潤	

N	[Node]	リンパ節への転移
NX	所属リンパ節の評価が不可能	
N0	所属リンパ節転移なし	
N1	最大径≦2 cm の1個のリンパ節転移	
N2	2 cm＜最大径≦5 cm の1個のリンパ節転移 または 最大径≦5 cm の多発性リンパ節転移	
N3	最大径＞5 cm の所属リンパ節転移	

M	[Metastasis]	他臓器への転移
MX	遠隔転移の詳細不明	
M0	遠隔転移なし	
M1	遠隔転移あり	

（日本泌尿器科学会、日本病理学会、日本医学放射線学会・編：腎盂・尿管・膀胱癌取り扱い規約 第1版．2011 より）

腎細胞癌

腎細胞癌の病期分類—TNM分類

	T	N	M
Ⅰ期	T1	N0	M0
Ⅱ期	T2	N0	M0
Ⅲ期	T1、T2	N1	M0
	T3a、T3b、T3c	N0、N1	M0
Ⅳ期	T4	Nに関係なく	M0
	Tに関係なく	N2	M0
	Tに関係なく	Nに関係なく	M1

N [Node] リンパ節への転移

- NX ▶ 所属リンパ節の評価が不可能
- N0 ▶ 所属リンパ節転移なし
- N1 ▶ 1個の所属リンパ節転移
- N2 ▶ 2個以上の所属リンパ節転移

M [Metastasis] 他臓器への転移

- MX ▶ 遠隔転移の詳細不明
- M0 ▶ 遠隔転移なし
- M1 ▶ 遠隔転移あり

T	[Tumor]	原発巣
TX ▶	原発腫瘍の評価が不可能	
T0 ▶	原発腫瘍を認めない	
T1 ▶	最大径≦ 7 cm で、腎に限局する腫瘍	
T1a ▶	最大径≦ 4 cm	
T1b ▶	4 cm <最大径≦ 7 cm	
T2 ▶	最大径> 7 cm で、腎に限局する腫瘍	
T2a ▶	7 cm <最大径≦ 10 cm	
T2b ▶	最大径> 10 cm で、腎に限局する腫瘍	
T3 ▶	主静脈または腎周囲組織に進展するが、同側の副腎への進展がなく、Gerota 筋膜を越えない腫瘍	
T3a ▶	肉眼的に腎静脈やその他区域静脈(壁に筋組織を有する)に進展する腫瘍、または腎周囲および/または腎洞(腎盂周囲)脂肪組織に浸潤するが、Gerota 筋膜を越えない腫瘍	
T3b ▶	肉眼的に横隔膜下の大静脈内に進展する腫瘍	
T3c ▶	肉眼的に横隔膜上の大静脈内に進展、または大静脈壁に浸潤する腫瘍	
T4 ▶	Gerota 筋膜を越えて浸潤する腫瘍(同側副腎への連続的進展を含む)	

(日本泌尿器科学会、日本病理学会、日本医学放射線学会・編:腎癌取扱い規約 第 4 版. 2011 より)

精巣腫瘍

精巣腫瘍の病期分類

I 期	転移を認めず
II 期	横隔膜以下（腹部大動脈、大静脈周囲）のリンパ節にのみ、転移を認める
II A ▶	後腹膜転移巣の最大径＜5 cm
II B ▶	後腹膜転移巣の最大径≧5 cm
III 期	遠隔転移
III 0	腫瘍マーカーは陽性であるものの、転移部位を確認できない
III A ▶	縦隔または鎖骨上リンパ節（横隔膜以上）に転移を認めるが、その他の遠隔転移を認めない
III B ▶	肺に転移を認める B1：いずれかの肺野で、転移巣≦4個かつ最大径＜2 cm B2：いずれかの肺野で、転移巣≧5個または最大径≧2 cm
III C ▶	肺以外の臓器にも遠隔転移を認める

（日本泌尿器科学会、日本病理学会・編：泌尿器科・病理 精巣腫瘍取扱い規約 第3版．2005 より）

尿管・腎瘻カテーテル

●尿管カテーテル

適応	●尿路結石の治療時 ●悪性腫瘍、結核などの良性疾患による尿管の通過障害 ●尿管損傷時 ●尿路変更術時
使用カテーテル	●4〜8 Fr ダブルピッグテイル尿管カテーテル ●4〜8 Fr シングルピッグテイル尿管カテーテル
挿入の実際	①患者さんを截石位に ②腰椎麻酔（女性の場合、麻酔しない場合もある） ③操作用膀胱鏡を膀胱に挿入、尿管口を確認 ④ガイドワイヤーを尿管口より尿管に挿入 ⑤ガイドワイヤーに沿って尿管カテーテルを挿入 ⑥透視下に尿管カテーテルの位置を確認
患者指導	●熱が出た際は連絡を ●血尿が続く場合も連絡を ●交換：通常は6か月ごと

検査・治療

● 腎瘻カテーテル

適応	●腎・尿管結石の治療 ●悪性腫瘍、結核などの良性疾患による尿管の通過障害 ●腎盂尿管移行部狭窄に対する経皮的内視鏡手術時
使用カテーテル	●8.3～10 Fr 腎瘻ピッグテイルカテーテル ●腎盂バルーンカテーテル
挿入の実際	①患者さんを腹臥位に ②超音波で穿刺部位を確認 ③穿刺部に局所麻酔 ④18G 針で腎杯に穿刺 ⑤ガイドワイヤーを腎杯より尿管まで挿入 ⑥ガイドワイヤーに沿ってダイレーター（拡張器）を挿入し拡張 ⑦腎瘻カテーテルを留置、固定
患者指導	●熱が出た際は連絡を（腎盂腎炎の可能性） ●カテーテルの閉塞、抜去時も連絡を ●交換：通常は1か月ごと

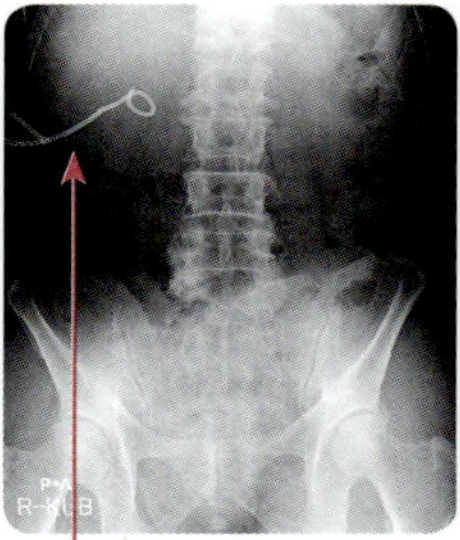

腎瘻カテーテル 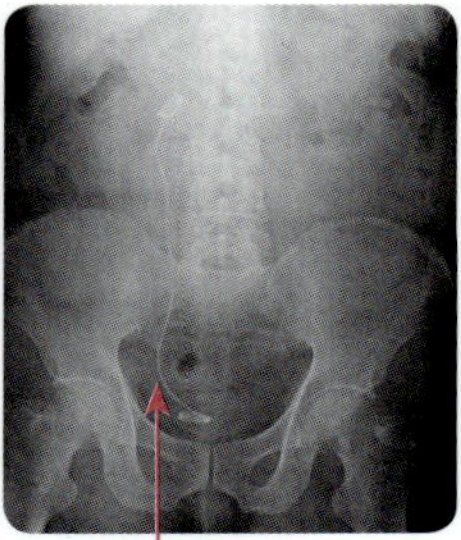　　　　　　　　尿管カテーテル

尿道留置カテーテル

適応	●尿閉（前立腺肥大症や神経因性膀胱による） ●正確な尿量を計測する場合 ●術中、術後管理のため
使用カテーテル	●2way 尿道留置カテーテル ●3way 尿道留置カテーテル ●血尿用尿道留置カテーテル サイズは小児：6〜10 Fr、成人：12〜18 Fr。血尿が強い、術後持続灌流の際は20 Fr 以上
挿入の実際	（例：男性の場合） ①患者さんを仰臥位に ②陰茎や尿道を圧迫しないよう把持 ③外尿道よりゼリーを注入 ④尿道留置カテーテルを挿入 ⑤尿がカテーテルより排出されたことを確認 ⑥バルーンを膨らませ、固定
患者指導	●合併症として結石形成、膀胱炎があり、十分な水分摂取を指示 ●カテーテルの屈曲に注意（カテーテル周囲からのわき漏れの原因） ●交換：通常は1か月ごと

検査・治療

2way カテーテル
（チーマン型）

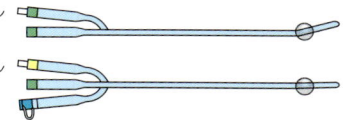

3way カテーテル
（フォーリー型）

尿路ストーマ（ウロストミー）

	回腸導管	自己導尿型尿路変更	自排尿型尿路変更
種類	●尿失禁型尿路変更術 ●他に尿失禁型尿路変更術の代表として尿管皮膚瘻がある	●尿禁制型尿路変更術 ●代表的術式：Kock法、Indiana法、Mainz法など	●尿禁制型尿路変更術 ●代表的術式：Hautmann法、Studer法など
特徴	●手術侵襲少 ●比較的合併症少	●手術侵襲やや大 ●比較的合併症多	●自排尿が可能だが、尿失禁の可能性あり（10〜30％） ●尿道に癌を認めないことが原則
ストーマ	あり 直径2cm程度	あり 直径5〜10mm	なし
装具の使用	必要	不要	不要
自己導尿の有無	なし	あり	ときどきあり
禁忌	●小腸の疾患 ●クローン病	●腸の疾患 ●クローン病	●腸の疾患 ●クローン病 ●尿道括約筋不全

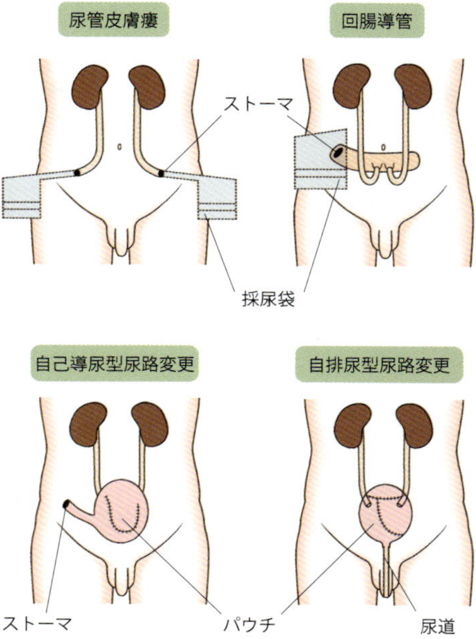

尿管皮膚瘻	回腸導管
ストーマ / 採尿袋	ストーマ / 採尿袋

自己導尿型尿路変更	自排尿型尿路変更
ストーマ / パウチ	尿道

検査・治療

外来で用いる主な注射薬

使用目的によって、投与方法と溶解・希釈液が異なります。使用時には、添付文書などを確認しましょう。

腎細胞癌の治療で用いる注射剤

	投与法	具体的使用法
インターフェロンα	皮下または筋注	●スミフェロン®（インターフェロン アルファ） 300万〜600万IU/回を週3回 ●オーアイエフ®（インターフェロン アルファ） 500万IU/回を週3回
インターロイキン	静注	イムネース®（テセロイキン） 1日70〜140万単位を1〜2回に分割。連日
mTOR阻害剤	静注	トーリセル®（テムシロリムス） 25 mgを週1回

前立腺癌の治療で用いる注射剤

	投与法	具体的使用法
LH-RHアゴニスト	皮下	●リュープリン®（リュープロレリン） 3.75 mg/回を月1回 ●リュープリンSR®（リュープロレリン） 11.25 mg/回を3か月に1回 ●ゾラデックス®（ゴセレリン） 3.6 mg/回を月1回 ●ゾラデックスLA®（ゴセレリン） 10.8 mg/回を3か月に1回

■ 筋層非浸潤性膀胱癌の治療で用いる注射剤

	投与法	具体的使用法
BCG	膀胱内注入	●イムシスト®（BCGコンノート株） 81 mg/回を週1回　計6～8回 ●イムノブラダー®（BCG東京172株） 40～80 mg/回を週1回　計6～8回
抗癌剤	膀胱内注入	●マイトマイシン®（マイトマイシンC） 10～40 mg/回を週1回　計6～8回 ●アドリアシン®（アドリアマイシン） 30～60 mg/回を週1回　計6～8回 ●ピノルビン®（ピラルビシン） 15～30 mg/回を週1回　計6～8回 ●テラルビシン®（ピラルビシン） 15～30 mg/回を週1回　計6～8回 ●ファルモルビシン®（エピルビシン） 60 mg/回を週1回　計6～8回

■ 男性更年期障害（LOH症候群）の治療で用いる注射剤

	投与法	具体的使用法
男性ホルモン製剤	筋注	●エナルモンデポー®（テストステロン） 125～250 mg/回を2～4週に1回 ●テスチノンデポー®（テストステロン） 125～250 mg/回を2～4週に1回

検査・治療

多剤併用抗癌剤の投与

膀胱癌

● M-VAC 療法：以下を 28 日周期で繰り返す

メトトレキサート	30 mg/m^2	1 回 / 日	第 1、15、22 日目
ビンブラスチン	3 mg/m^2	1 回 / 日	第 2、15、22 日目
ドキソルビシン	30 mg/m^2	1 回 / 日	第 2 日目
シスプラチン	70 mg/m^2	1 回 / 日	第 2 日目

● GC 療法：以下を 28 日周期で繰り返す

ゲムシタビン	1000 mg/m^2	1 回 / 日	第 1、8、15 日目
シスプラチン	70 mg/m^2	1 回 / 日	第 2 日目

前立腺癌

● DP 療法：以下を 28 日周期で繰り返す

ドセタキセル	70 〜 75 mg/m^2	1 回 / 日	第 1 日目
プレドニゾロン	1 回 5 mg	2 回 / 日	連日

精巣腫瘍

● BE 療法：以下を 21 〜 28 日周期で繰り返す

シスプラチン	20 mg/m²　1 回 / 日	第 1 〜 5 日目
エトポシド	100 mg/m²　1 回 / 日	第 1 〜 5 日目

● BEP 療法

シスプラチン	20 mg/m²　1 回 / 日	第 1 〜 5 日目
エトポシド	100 mg/m²　1 回 / 日	第 1 〜 5 日目
ブレオマイシン	30 mg/body　1 回 / 日	第 1、8、15 日目

● VIP 療法

シスプラチン	20 mg/m²　1 回 / 日	第 1 〜 5 日目
エトポシド	75 mg/m²　1 回 / 日	第 1 〜 5 日目
イホスファミド	1.2 g/m²　1 回 / 日	第 1 〜 5 日目

Memo

検査・手術で一時的に服用を中止すべき経口薬

■ 観血的処置（生検など）を伴う検査・術前に中止すべき経口薬

一般名	主な商品名
抗凝固剤	
ワルファリン	ワーファリン、ワルファリンカリウム、ワルファリンK
ダビガトラン	プラザキサ
血小板凝集抑制剤	
アスピリン（合剤）	バイアスピリン、バファリン配合錠A81
チクロピジン	パナルジン
クロピドグレル	プラビックス
シロスタゾール	プレタール、シロスレット
リマプロストアルファデクス	オパルモン、プロレナール、オプチラン
サルポグレラート	アンプラーグ
ベラプロストナトリウム	ベラサスLA、ケアロード、ドルナー、プロサイリン
冠拡張薬	
ジピリダモール	アンギナール、ペルサンチン
ジラゼプ	コメリアン
脂質異常症治療薬	
イコサペント	エパデール、ソルミラン

■ 造影剤使用時に中止すべき経口薬

	主な商品名
ビグアナイド系糖尿病薬	グリコラン、メデット、メルビン、メトグルコ、ジベトス

Memo

検査・治療

褥瘡の経過評価―DESIGN-R

Depth　深さ
創内の一番深い部分で評価し、改善に伴い創底が浅くなった場合、これと相応の深さとして評価

d	0	皮膚損傷・発赤なし	D	3	皮下組織までの損傷
	1	持続する発赤		4	皮下組織を越える損傷
	2	真皮までの損傷		5	関節腔、体腔に至る損傷
				U	深さ判定が不能

Exudate　滲出液

e	0	なし	E	6	多量：1日2回以上のドレッシング交換を要する
	1	少量：毎日のドレッシング交換を要しない			
	3	中等量：1日1回のドレッシング交換を要する			

Size　大きさ
皮膚損傷範囲を測定：長径（cm）×長径と直交する最大径（cm）

s	0	皮膚損傷なし	S	15	100以上
	3	4未満			
	6	4以上16未満			
	8	16以上36未満			
	9	36以上64未満			
	12	64以上100未満			

〔深さのイメージ〕

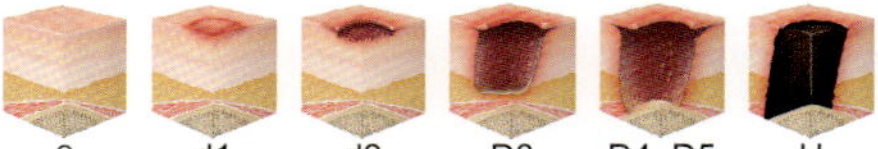

0　　d1　　d2　　D3　　D4, D5　　U

Inflammation / Infection 炎症／感染			
i	0	局所の炎症徴候なし	I	3	局所の明らかな感染徴候あり（炎症徴候、膿、悪臭など）
	1	局所の炎症徴候あり（創周囲の発赤、腫脹、熱感、疼痛）		9	全身的影響あり（発熱など）

Granulation tissue 肉芽組織			
g	0	治癒あるいは創が浅いため肉芽形成の評価ができない	G	4	良性肉芽が創面の10%以上50%未満
	1	良性肉芽が創面の90%以上		5	良性肉芽が創面の10%未満
	3	良性肉芽が創面の50%以上90%未満		6	良性肉芽がまったく形成されていない

Necrotic tissue（壊死組織）
混在している場合は、全体的に多い病態をもって評価する

n	0	壊死組織なし	N	3	柔らかい壊死組織あり
				6	硬く厚い密着した壊死組織あり

Pocket（ポケット）
毎回同じ体位で、ポケット全周（潰瘍面も含め）長径（cm）×短径（cm）から潰瘍の大きさを差し引いたもの

p	0	ポケットなし	P	6	4未満
				9	4以上16未満
				12	16以上36未満
				24	36以上

＊深さ（d、D）の得点は、合計点数に加えない。

（© 日本褥瘡学会 2008）

Memo

主な薬剤

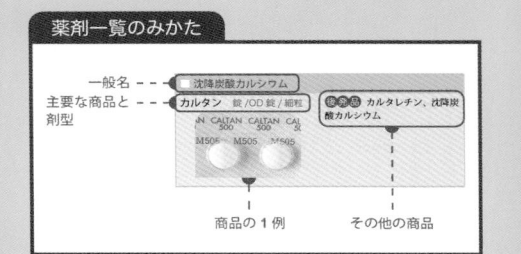

薬剤一覧のみかた

- 一般名 → **沈降炭酸カルシウム**
- 主要な商品と剤型 → **カルタン** 錠/OD錠/細粒
  - その他の商品: **カルタレチン、沈降炭酸カルシウム**
  - 商品の1例

▶ 抗菌薬

〔βラクタム抗生物質〕

■ セフェム系（第三世代）
■ セフカペンピボキシル塩酸塩水和物（CFPN-PI）

フロモックス　錠/小児用細粒　後発品 セフカペンピボキシル塩酸塩

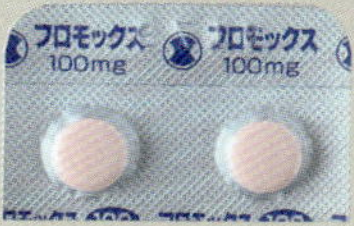

〔テトラサイクリン系〕

■ ミノサイクリン塩酸塩（MINO）

ミノマイシン
錠/カプセル/顆粒/注

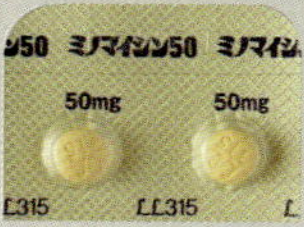

後発品 塩酸ミノサイクリン、クーペラシン、ナミマイシン、ミノサイクリン塩酸塩、ミノペン、ミノトーワ

66　すぐ調 ● 泌尿器

〔マクロライド系〕

■ アジスロマイシン水和物（**AZM**）

ジスロマック　錠 / カプセル小児用 / 細粒小児用 / ＳＲ成人用ドライシロップ

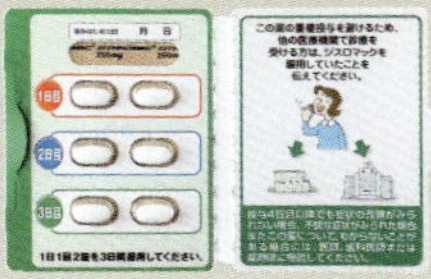

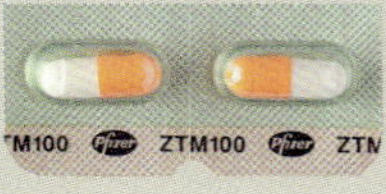

〔キノロン薬〕

■ ニューキノロン薬

■ レボフロキサシン水和物（**LVFX**）

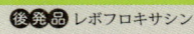

クラビット　錠 / 細粒　　　　後発品 レボフロキサシン

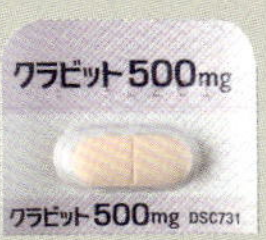

■ 塩酸シプロフロキサシン（**CPFX**）

シプロキサン　錠 / 注　　後発品 シプキサノン、ジスプロチン、シバスタン、シプロフロキサシン、シフロキノン、プリモール、フロキシール、ペイトン

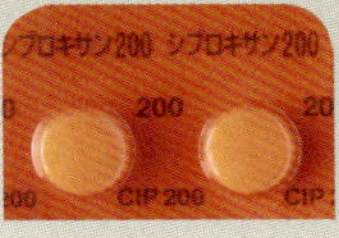

主な薬剤

抗菌薬

- ■ プルリフロキサシン（**PUFX**）

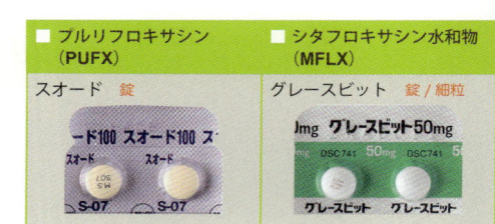

スオード　錠

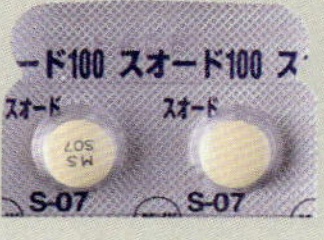

- ■ シタフロキサシン水和物（**MFLX**）

グレースビット　錠 / 細粒

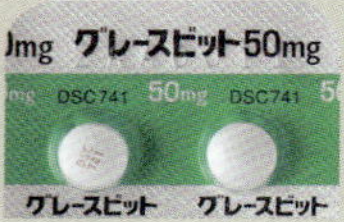

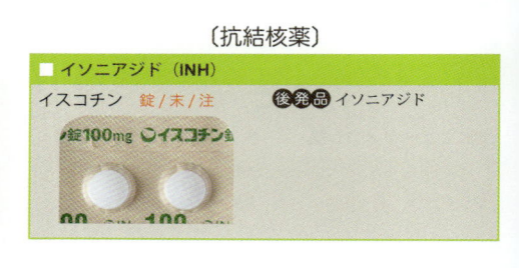

〔抗結核薬〕

- ■ イソニアジド（**INH**）

イスコチン　錠 / 末 / 注　　後発品 イソニアジド

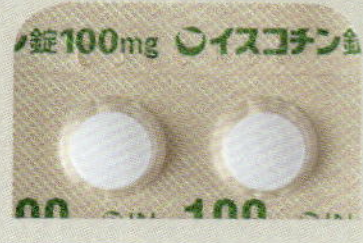

〔その他の化学療法剤〕

- ■ スルファメトキサゾール・トリメトプリム（**ST合剤**）

バクタ　配合錠 / 配合顆粒　　後発品 ダイフェン

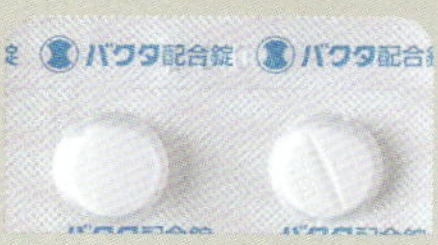

Memo

抗癌剤

■ 代謝拮抗剤

□ メトトレキサート（MTX）
メソトレキセート　錠 / 注射用 / 注

□ テガフール（TGF）
フトラフール　E錠（腸溶）・カプセル・Eカプセル（腸溶） / E顆粒（腸溶） / 注 / 注射用　　後発品 イカルス、ステロジン、テフシール、ルナシン

□ テガフール・ウラシル（UFT）　〔合剤〕

ユーエフティ	ティーエスワン
配合カプセル T100 / E配合顆粒（腸溶）T100, T150, T200	配合カプセル / 配合顆粒

□ ゲムシタビン塩酸塩（GEM）
ジェムザール　注　　後発品 ゲムシタビン

■ アルカロイド系

□ ビンブラスチン硫酸塩（VLB）
エクザール　注

□ ドセタキセル水和物（DTX）
タキソテール　点滴静注用

■ 抗生物質抗癌剤

■ ドキソルビシン塩酸塩（アドリアマイシン）（DOX）

アドリアシン 注	後発品 ドキソルビシン塩酸塩
ドキシル 注	

■ ブレオマイシン塩酸塩（BLM）

ブレオ 注

■ トポイソメラーゼ阻害薬

■ エトポシド（VP-16）

ベプシド カプセル/注	後発品 エトポシド
ラステット Sカプセル/注	

■ ホルモン製剤

■ エストラムスチンリン酸エステルナトリウム（EMP）

エストラサイト カプセル　　後発品 ビアセチル、プロエスタ

■ フルタミド　　　　　　■ ビカルタミド

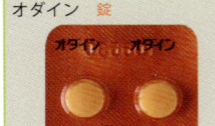

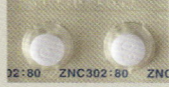

オダイン 錠	カソデックス 錠
後発品 フルタミド、フルタメルク	後発品 ビカルタミド錠

■ 白金製剤

■ シスプラチン（CDDP）

ブリプラチン 注	後発品 シスプラチン、プラトシン
ランダ 注	
アイエーコール 動注用	

主な薬剤

抗癌剤

■ 分子標的治療薬

■ ソラフェニブトシル酸塩
ネクサバール 錠

■ スニチニブリンゴ酸塩
スーテント カプセル

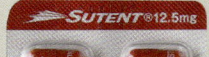

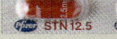

■ mTOR阻害薬

■ エベロリムス
アフィニトール 錠

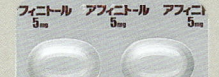

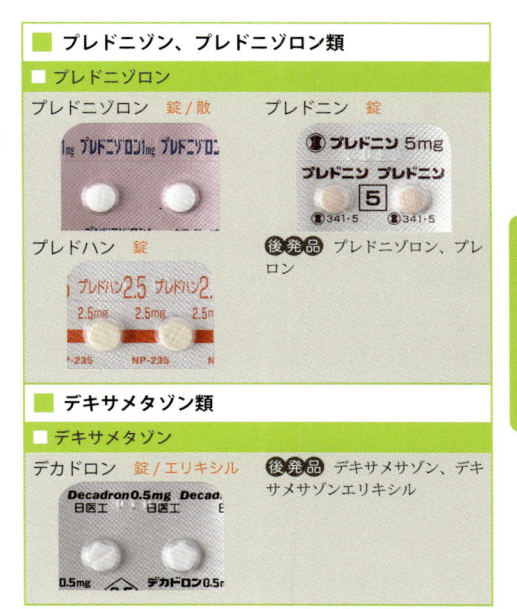

副腎皮質ホルモン製剤

■ プレドニゾン、プレドニゾロン類

■ プレドニゾロン

プレドニゾロン　錠/散

プレドニン　錠

プレドハン　錠

(後発品) プレドニゾロン、プレロン

■ デキサメタゾン類

■ デキサメタゾン

デカドロン　錠/エリキシル

(後発品) デキサメサゾン、デキサメサゾンエリキシル

主な薬剤

抗癌剤／副腎皮質ホルモン製剤

解熱・鎮痛・抗炎症薬

■ 非ステロイド性抗炎症薬（NSAIDs）

■ ジクロフェナクナトリウム

ナボール
SRカプセル（徐放性）

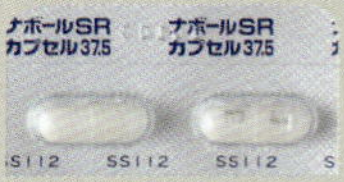

ボルタレン
錠/SRカプセル（徐放性）

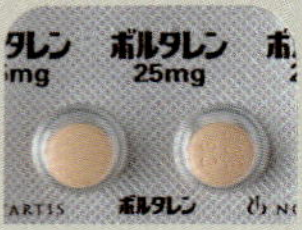

後発品 アデフロニック、イリナトロン、サビスミンSR、サンナックス、ジクロフェナクNaSR、ジクロフェナクナトリウムSR、ソファリン、ソレルモン・SR、ダイスパス・SR、チカタレン、フェナシドン、ブレシン、プロフェナチン、ボラボミン、ボルマゲン、ヨウフェナック

■ インドメタシン

インテバン　SPカプセル（徐放）

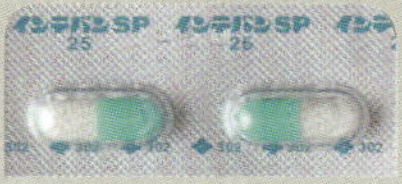

■ エトドラク

オステラック 錠　　　　**ハイペン** 錠

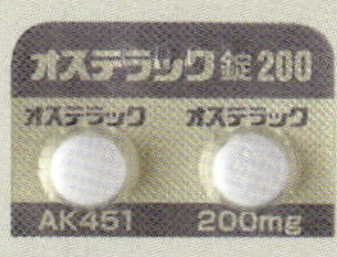

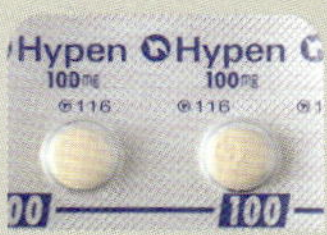

後発品 エトドラク、オスペイン、ニコナス、ハイスラック、パイペラック、ライベック

■ ロキソプロフェンナトリウム水和物

ロキソニン 錠/細粒

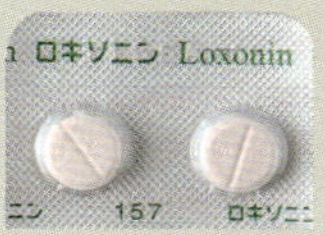

後発品 ウナスチン、オキミナス、カンファタニン、ケンタン、コバソニン、コバロキニン、サンロキソ、スリノフェン、ツルメリン、ノブフェン、ポナベルト、リンゲリーズ、レトラック、ロキソート、ロキソプロフェン、ロキソプロフェンナトリウム、ロキソマリン、ロキフェン、ロキプロナール、ロキペイン、ロゼオール、ロブ、ロルフェナミン

■ メロキシカム

モービック 錠

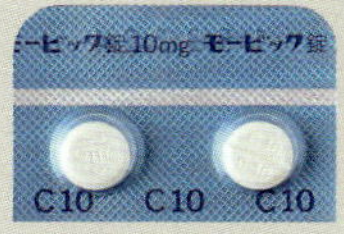

後発品 メロキシカム、メロキシカム速崩錠

■ セレコキシブ

セレコックス 錠

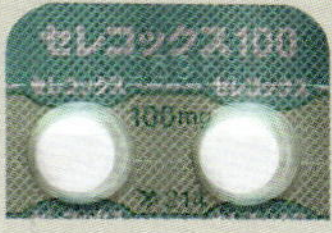

主な薬剤

解熱・鎮痛・抗炎症薬

75

性ホルモン製剤

■ 卵胞ホルモン製剤
■ エチニルエストラジオール

プロセキソール　錠

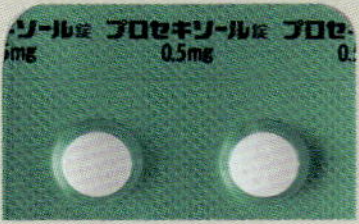

Memo

免疫抑制薬

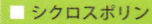

■ シクロスポリン

ネオーラル　カプセル / 内用液

後発品 シクロスポリン、アマドラ、シクポラール

■ アザチオプリン

アザニン　錠

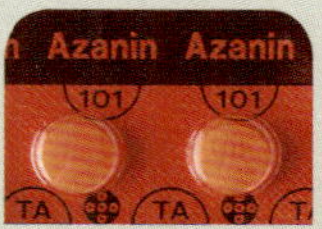

イムラン　錠

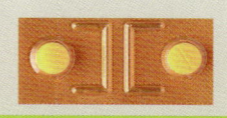

■ ミゾリビン

ブレディニン　錠　　**後発品** ミゾリビン錠

■ タクロリムス水和物

プログラフ　注 / カプセル / 顆粒

グラセプター　カプセル

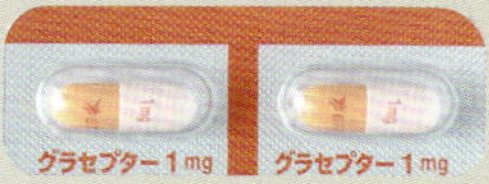

■ ミコフェノール酸モフェチル

セルセプト　カプセル

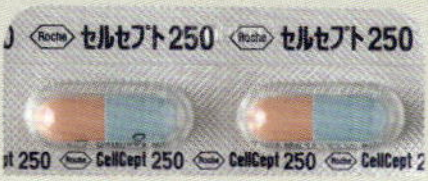

主な薬剤

性ホルモン製剤／免疫抑制薬

泌尿・生殖器用薬

〔前立腺肥大・頻尿治療薬〕

■ クロルマジノン酢酸エステル

プロスタール
錠／L錠（徐放）

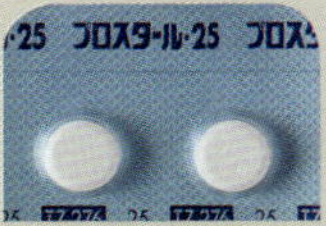

後発品 ヴェロニカ、エフミン、クロキナン、クロルマジノン酢酸エステル、ゲシン、サキオジール、ジルスタンL、プレストロン、プロスタット、プロターゲン、レコルク、ロンステロン

■ デュタステリド

アボルブ　カプセル

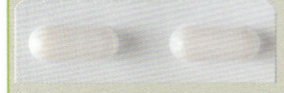

■ タムスロシン塩酸塩

ハルナール　D錠

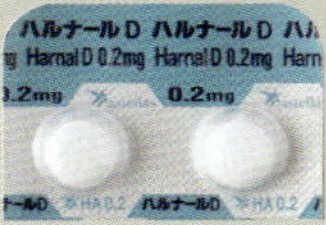

後発品 塩酸タムスロシン、ウロスロール、タムスロシン、タムスロシン塩酸塩、タムスロン、ハラナシン、ハルスロー、ハルタム、パルナック、ハルリーブ、ハロネロール、リストリーム

78　すぐ調 ● 泌尿器

■ ナフトビジル　　　■ シロドシン

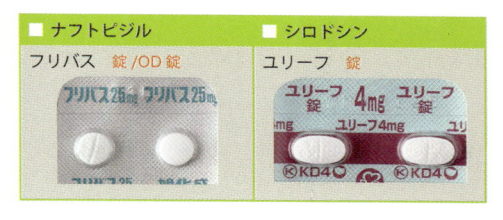

フリバス　錠/OD錠　　ユリーフ　錠

〔排尿障害治療薬〕

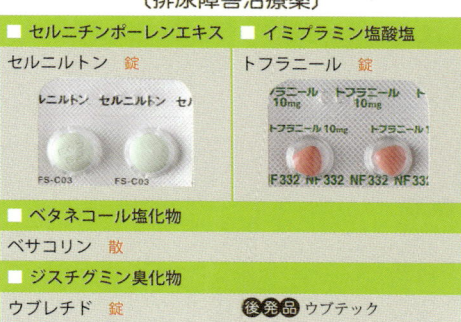

■ セルニチンポーレンエキス　■ イミプラミン塩酸塩

セルニルトン　錠　　トフラニール　錠

■ ベタネコール塩化物

ベサコリン　散

■ ジスチグミン臭化物

ウブレチド　錠　　　後発品 ウブテック

主な薬剤

泌尿・生殖器用薬

■〔合剤〕

| エビプロスタット　錠 | 後発品 エピカルス、エピカルスS、エルサメット、エルサメットS、コスモベック、ナーセット、ハルーリン |

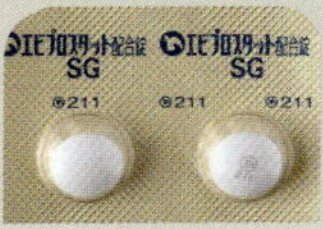

〔尿酸生成阻害薬〕

■ アロプリノール

ザイロリック　錠　　　　　リボール　錠/細粒

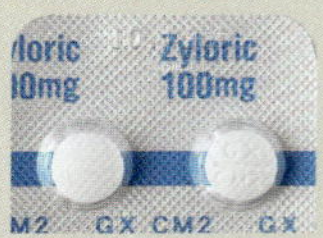

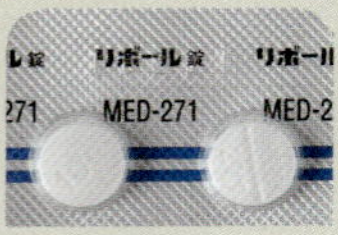

後発品 アイデイト、アロシトール、アロプリノール、アノプロリン、アリスメット、アロチーム、アロリン、アンジーフ、ケトブン、サロベール、タカナルミン、ノイファン、プロデック、マサトン、ミニプラノール、ユーリック

〔尿アルカリ化薬〕

■〔合剤〕

| ウラリット　U散/錠 | 後発品 ウタゲン、ウリンメット、ウロアシス、トロノーム、ピナロック、ポトレンド |

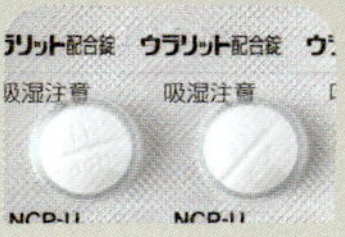

〔腎結石・尿路結石治療薬〕

■ ウラジロガシエキス

ウロカルン 錠

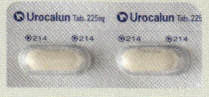

〔頻尿・過活動膀胱治療薬〕

■ オキシブチニン塩酸塩

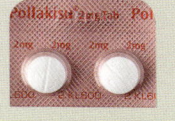

ポラキス 錠

後発品 ウルゲント、オリベート、デライブ、ネルオス、パルナキソール、ファンデヒーデ、ポスチニン、ポラチール

■ プロピベリン塩酸塩

バップフォー 錠/細粒

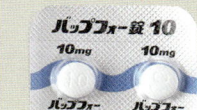

後発品 ウロナベリン、塩酸プロピベリン、ノーラガード、バップベリン、バルレール、バンコミック、ビフォルベリン、プロピベ、プロピベリン塩酸塩、ペニフォー、ベンズフォー、ミクトノーム、ユリロシン

主な薬剤

泌尿・生殖器用薬

■ フラボキサート塩酸塩

ブラダロン　錠/顆粒

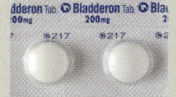

後発品 アポラキート、ウロステート、サワダロン、ジステリンク、ハルニン、フラボサート、フラボキサート塩酸塩、フラボネート、ブログット、ボラバラン、ユリナロン、ラトポレール、ルアダン、ロラーム

■ 酒石酸トルテロジン

デトルシトール　カプセル

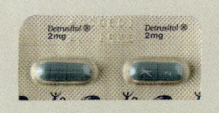

■ コハク酸ソリフェナシン

ベシケア　錠

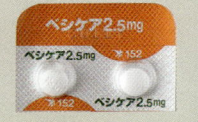

■ イミダフェナシン

ウリトス　錠/OD錠

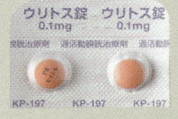

ステーブラ　錠/OD錠

■ ミラベグロン

ベタニス　錠

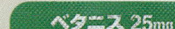

82　すぐ調 ● 泌尿器

〔勃起不全治療薬（薬価基準適用外）〕

■ シルデナフィルクエン酸塩

バイアグラ 錠

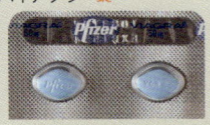

■ バルデナフィル塩酸塩水和物

レビトラ 錠

■ タダラフィル

シアリス 錠

主な薬剤

泌尿・生殖器用薬

Memo

Memo

略語

略語

ACDK	後天性嚢胞性腎疾患 acquired cystic disease of kidney	
ACE	アンジオテンシン変換酵素 angiotensin converting enzyme	
ACTH	副腎皮質刺激ホルモン adrenocorticotropic hormone	
ADH	抗利尿ホルモン antidiuretic hormone	
ADT	アンドロゲン遮断（除去）療法 androgen deprivation therapy	
AFP	α-フェトプロテイン α-fetoprotein	
AGS	副腎性器症候群 adrenogenital syndrome	
AIH	配偶者間人工授精 artificial insemination with husband's semen	
AML	血管筋脂肪腫 angiomyolipoma	
APA	アルドステロン産生腺腫 aldosterone producing adenoma	
ARF	急性腎不全 acute renal failure	
ART	アンドロゲン補充療法 androgen replacement therapy	

略語	日本語	English
AUR	急性尿閉	acute urinary retention
BNC	膀胱頸部硬化症	bladder neck contracture
BOO	下部尿路閉塞／膀胱出口部閉塞	bladder outlet obstruction
BPH	前立腺肥大症	benign prostatic hyperplasia (hypertrophy)
BRM	生体応答調節剤	biological response modifier
CAB	複合アンドロゲン遮断療法	combined androgen blockade
CAH	先天性副腎皮質過形成	congenital adrenocortical hyperplasia
CAPD	連続携行式腹膜透析	continuous ambulatory peritoneal dialysis
CEA	癌胎児性抗原	carcinoembryonic antigen
CHDF	持続的血液濾過透析	continuous hemodiafiltration
CIC	清潔間欠導尿	clean intermittent catheterization
CIS	上皮内癌	carcinoma *in situ*
CMG	膀胱内圧測定	cystometrography
CMV	サイトメガロウイルス	cytomegalovirus

CNS	中枢神経系	
	central nervous system	
CR	禁制型代用膀胱	
	continent reservoir	
CRF	慢性腎不全	
	chronic renal failure	
CRH	コルチコトロピン放出ホルモン	
	corticotropin releasing hormone	
CVA	肋骨脊柱角	
	costovertebral angle	
DHT	5α-ジヒドロテストステロン	
	5α-dyhidrotestosterone	
DIP	点滴静注腎盂造影法；点滴腎盂造影法	
	drip infusion pyelography	
DRE	直腸診	
	digital rectal examination	
DSA	デジタルサブトラクション血管造影法	
	digital subtraction angiography	
DSD	排尿筋・括約筋協調不全	
	detrusor sphincter dyssynergia	
EBRT	放射線外照射療法	
	external beam radiation therapy	
ECUM	体外限外濾過法	
	extracorporeal ultrafiltration's method	
ED	勃起障害（不全）	
	erectile dysfunction	
EPS	前立腺圧出液	
	expressed prostatic secretion	

ESRD	末期腎不全 end stage renal disease	
ESWL	体外衝撃波砕石術 extracorporeal shockwave lithotripsy	
EVD	陰圧式勃起補助具 external vacuum device	
FDV	初発尿意 first desire to void	
FSH	卵胞刺激ホルモン follicle stimulating hormone	
G-CSF	顆粒球コロニー刺激因子 granulocyte-colony stimulating factor	
GFR	糸球体濾過量 glomerular filtration rate	
GH	成長ホルモン growth hormone	
GID	性同一性障害 gender identify disorder	
GnRH	ゴナドトロピン放出ホルモン gonadotropin releasing hormone	
GVHD	移植片対宿主病 graft versus host disease	
HALS	用手補助腹腔鏡手術 hand-assisted laparoscopic surgery	
hCG	ヒト絨毛性ゴナドトロピン human chorionic gonadotropin	
HD	血液透析 hemodialysis	

略語

HDF	血液濾過透析 hemodiafiltration	
HF	血液濾過 hemofiltration	
HIFU	高密度焦点超音波療法 high intensity focused ultrasound	
HLA	ヒト白血球抗原 human leukocyte antigen	
hMG	ヒト閉経期ゴナドトロピン human menopausal gonadotropin	
HoLAP	ホルミウムヤグレーザー前立腺蒸散術 holmium laser ablation of the prostate	
HoLEP	ホルミウムヤグレーザー前立腺核出術 holmium laser enucleation of the prostate	
HRPC	ホルモン療法抵抗性前立腺癌 hormone refractory prostate cancer	
IC	間質性膀胱炎 interstitial cystitis	
ICI	(陰茎) 海綿体注射 intracavernous injection	
ICSI	卵細胞質内精子注入法 intracytoplasmic sperm injection	
IHA	特発性高アルドステロン症 idiopathic hyperaldosteronism	
IFN	インターフェロン interferon	
IIEF	国際勃起機能スコア international index of erectile function	

IL	インターロイキン	
	interleukin	
IMA	下腸間膜動脈	
	inferior mesenteric artery	
IMRT	強度変調放射線療法	
	intensity modulated radiotherapy	
IPSS	国際前立腺症状スコア	
	international prostate symptom score	
IVF	体外受精	
	in vitro fertilization	
IVP	静脈性腎盂造影法	
	intravenous pyelography	
IVU	静脈性尿路造影法	
	intravenous urography	
KUB	腎尿管膀胱部単純撮影	
	kidney ureter bladder	
LH	黄体形成ホルモン	
	luteinizing hormone	
LH-RH	黄体形成ホルモン放出ホルモン	
	luteinizing hormone-releasing hormone	
LOH	加齢男性性腺機能低下	
	late-onset hypogonadism	
LRP	腹腔鏡下根治的前立腺全摘除術	
	laparoscopic radical prostatectomy	
LUTS	下部尿路症状	
	lower urinary tract symptom	
MAB	最大アンドロゲン遮断療法	
	maximal androgen blockade	

略語

MDV	最大尿意 maximum desire to void	
MEN	多発性内分泌腫瘍症 multiple endocrine neoplasia	
MESA	顕微鏡下精巣上体精子回収法 microsurgical epididymal sperm aspiration	
MHC	主要組織適合複合体、主要組織適合遺伝子複合体 major histocompatibility complex	
NHT	ネオアジュバントホルモン療法 neoadjuvant hormonal therapy	
NO	一酸化窒素 nitric oxide	
NOS	一酸化窒素合成酵素 nitric oxide synthase	
NPT	夜間勃起 nocturnal penile tumescence	
NSAIDs	非ステロイド性抗炎症薬（消炎剤） nonsteroidal antiinflammatory drugs	
NSGCT	非セミノーマ性胚細胞腫瘍 nonseminomatous germ cell tumor	
OAB	過活動膀胱 overactive bladder	
PA	原発性アルドステロン症 primary aldosteronism	
PAP	前立腺酸性ホスファターゼ prostatic acid phosphatase	
PID	骨盤内炎症性疾患 pelvic inflammatory disease	

PIN	前立腺上皮内腫瘍	
	prostatic intraepithelial neoplasia	
PNL	経皮的腎（尿管）砕石術	
	percutaneous nephro (uretero) lithotripsy	
PNS	経皮腎瘻造設術	
	percutaneous nephrostomy	
PS	一般全身状態	
	performance status	
PSA	前立腺特異抗原	
	prostate specific antigen	
PSADT	PSA 倍加時間	
	prostate specific antigen doubling time	
PSAV	PSA 年間増加度	
	prostate specific antigen velocity	
PTH	副甲状腺ホルモン	
	parathyroid hormone	
PUJ	腎盂尿管移行部	
	pyeloureteral junction	
Qave	平均尿流量	
	average urinary flow rate	
Qmax	最大尿流量	
	maximum urinary flow rate	
RALP	ロボット支援前立腺全摘除術	
	robotic-assisted laparoscopic prostatectomy	
RBF	腎血流量	
	renal blood flow	
RCC	腎細胞癌	
	renal cell carcinoma	

略語

RP	逆行性腎盂造影法	
	retrograde pyelography	
RPF	腎血漿流量	
	renal plasma flow	
RPLND	後腹膜リンパ節郭清	
	retroperitoneal lymph node dissection	
RPP	会陰式根治的前立腺全摘除術	
	radical perineal prostatectomy	
RRP	恥骨後式根治的前立腺全摘除術	
	radical retropubic prostatectomy	
RTA	尿細管性アシドーシス	
	renal tubular acidosis	
SCC	扁平上皮癌	
	squamous cell carcinoma	
STD	性（行為）感染症	
	sexually transmitted diseases	
STGC	合胞体性巨細胞	
	syncytiotrophoblastic giant cell	
STI	性感染	
	sexually transmitted infection	
SUI	腹圧性尿失禁	
	stress urinary incontinence	
TAE	経カテーテル動脈塞栓術	
	transcatheter arterial embolization	
TCC	移行上皮癌	
	transitional cell carcinoma	
TESE	精巣内精子回収法	
	testicular sperm extraction	

TGF	形質転換成長因子	
	transforming growth factor	
TRUS	経直腸的超音波検査	
	transrectal ultrasonography	
TUC	経尿道的電気凝固術	
	transurethral electrocoagulation	
TUL	経尿道的尿管砕石術	
	transurethral ureterolithotripsy	
TUR	経尿道的切除術	
	transurethral resection	
TURBT	経尿道的膀胱腫瘍切除術	
	transurethral resection of the bladder tumor	
TURP	経尿道的前立腺切除術	
	transurethral resection of the prostate	
UC	尿路上皮癌	
	urothelial carcinoma	
UDS	尿流動態検査	
	urodynamic study	
UFM	尿流測定	
	uroflowmetry	
UPJ	尿管腎盂移行部	
	ureteropelvic junction	
UTI	尿路感染	
	urinary tract infection	
UVJ	尿管膀胱移行部	
	ureterovesical junction	
VCD	陰圧式勃起補助具	
	vacuum constriction device	

略語

VCG	排尿時膀胱造影法 voiding cystography
VCUG	排尿時膀胱尿道造影法 voiding cystourethrography
VUR	膀胱尿管逆流 vesicoureteral reflux
WIT	温阻血時間 warm ischemic time

薬剤索引

欧文

AZM	67
BLM	71
CDDP	71
CFPN-PI	66
CPFX	67
DOX	71
DTX	70
EMP	71
GEM	70
INH	68
LVFX	67
MFLX	68
MINO	66
MTX	70
NSAIDs	74
PUFX	68
ST合剤	68
TGF	70
UFT	70
VLB	70
VP-16	71

あ

アイエーコール	71
アイデイト	80
アザチオプリン	77
アザニン	77
アジスロマイシン水和物	67
アデフロニック	74
アドリアシン	71
アドリアマイシン	71
アノプロリン	80
アフィニトール	72
アポラキート	82
アボルブ	78
アマドラ	77
アリスメット	80
アロシトール	80
アロチーム	80
アロプリノール	80
アロリン	80
アンジーフ	80

い

イカルス	70
イスコチン	68
イソニアジド	68
イミダフェナシン	82
イミプラミン塩酸塩	79
イムラン	77
イリナトロン	74
インテバン	74
インドメタシン	74

う

ヴェロニカ	78
ウタゲン	80
ウナスチン	75
ウブテック	79
ウブレチド	79
ウラジロガシエキス	81
ウラリット	80
ウリトス	82
ウリンメット	80

97

ウルゲント	81
ウロアシス	80
ウロカルン	81
ウロステート	82
ウロスロール	78
ウロナベリン	81

え

エクザール	70
エストラサイト	71
エストラムスチンリン酸エステルナトリウム	71
エチニルエストラジオール	76
エトドラク	75
エトポシド	71
エピカルス	80
エピカルス、S	80
エピプロスタット	80
エフミン	78
エベロリムス	72
エルサメット、S	80
塩酸シプロフロキサシン	67
塩酸タムスロシン	78
塩酸プロピベリン	81
塩酸ミノサイクリン	66

お

オキシブチニン（塩酸塩）	81
オキミナス	75
オステラック	75
オスペイン	75
オダイン	71
オリベート	81

か

カソデックス	71
カンファタニン	75

く

クーペラシン	66
グラセプター	77
クラビット	67
グレースビット	68
クロキナン	78
クロルマジノン酢酸エステル	78

け

ゲシン	78
ケトプン	80
ゲムシタビン（塩酸塩）	70
ケンタン	75

こ

コスモベック	80
コハク酸ソリフェナシン	82
コパソニン	75
コバロキニン	75

さ

ザイロリック	80
サキオジール	78
サビスミンSR	74
サロベール	80
サワダロン	82
サンナックス	74
サンロキソ	75

し

シアリス	83
ジェムザール	70
シクポラール	77
シクロスポリン	77
ジクロフェナクNaSR	74
ジクロフェナクナトリウム、SR	74
ジスチグミン臭化物	79

薬剤名	ページ
ジステリンク	82
シスプラチン	71
ジスプロチン	67
ジスロマック	67
シタフロキサシン水和物	68
シバスタン	67
シプキサノン	67
シプロキサン	67
シフロキノン	67
シプロフロキサシン（塩酸塩）	67
酒石酸トルテロジン	82
ジルスタンL	78
シルデナフィルクエン酸塩	83
シロドシン	79

す

スーテント	72
スオード	68
ステーブラ	82
ステロジン	70
スニチニブリンゴ酸塩	72
スリノフェン	75

せ

セフカペンピボキシル塩酸塩（水和物）	66
セルセプト	77
セルニチンポーレンエキス	79
セルニルトン	79
セレコキシブ	75
セレコックス	75

そ

ソファリン	74
ソラフェニブトシル酸塩	72
ソレルモン・SR	74

た

ダイスパス・SR	74
ダイフェン	68
タカナルミン	80
タキソテール	70
タクロリムス水和物	77
タダラフィル	83
タムスロシン（塩酸塩）	78
タムスロン	78

ち

チカタレン	74

つ

ツルメリン	75

て

ティーエスワン	70
デカドロン	73
テガフール	70
テガフール・ウラシル	70
デキサメサゾン	73
デキサメタゾン	73
デキサメタゾンエリキシル	73
デトルシトール	82
テフシール	70
デュタステリド	78
デライブ	81

と

ドキシル	71
ドキソルビシン塩酸塩	71
ドセタキセル水和物	70
トフラニール	79
トロノーム	80

な

ナーセット	80
ナフトピジル	79
ナボール	74

薬剤索引

99

ナミマイシン	66

に

ニコナス	75

ね

ネオーラル	77
ネクサバール	72
ネルオス	81

の

ノイファン	80
ノーラガード	81
ノブフェン	75

は

バイアグラ	83
ハイスラック	75
パイペラック	75
ハイペン	75
バクタ	68
バップフォー	81
バップベリン	81
ハラナシン	78
ハルーリン	80
ハルスロー	78
ハルタム	78
バルデナフィル塩酸塩水和物	83
ハルナール	78
バルナキソール	81
ハルナック	78
ハルニン	82
ハルリーブ	78
バルレール	81
ハロネロール	78
バンコミック	81

ひ

ピアセチル	71
ビカルタミド（錠）	71
ピナロック	80
ビフォルベリン	81
ビンブラスチン硫酸塩	70

ふ

ファンデヒーデ	81
フェナシドン	74
フトラフール	70
ブラダロン	82
プラトシン	71
フラボキサート塩酸塩	82
フラボサート	82
フラボネート	82
フリバス	79
プリプラチン	71
プリモール	67
フルタミド	71
フルタメルク	71
プルリフロキサシン	68
ブレオ	71
ブレオマイシン塩酸塩	71
ブレシン	74
プレストロン	78
プレディニン	77
プレドニゾロン	73
プレドニン	73
プレドハン	73
プレロン	73
プロエスタ	71
フロキシール	67
プログット	82
プログラフ	77
プロスタール	78
プロスタット	78

薬剤索引

プロセキソール	76
プロターゲン	78
プロデック	80
プロピベ	81
プロピベリン塩酸塩	81
プロフェナチン	74
フロモックス	66

へ

ペイトン	67
ベサコリン	79
ベシケア	82
ベタニス	82
ベタネコール塩化物	79
ベニフォー	81
ベプシド	71
ベンズフォー	81

ほ

ポスチニン	81
ポトレンド	80
ボナペルト	75
ポラキス	81
ポラチール	81
ボラボミン	74
ボラボラン	82
ボルタレン	74
ボルマゲン	74

ま

マサトン	80

み

ミクトノーム	81
ミコフェノール酸モフェチル	77
ミゾリビン（錠）	77
ミニプラノール	80
ミノサイクリン塩酸塩	66

ミノトーワ	66
ミノペン	66
ミノマイシン	66
ミラベグロン	82

め

メストレキセート	70
メトトレキサート	70
メロキシカム	75
メロキシカム速崩錠	75

も

モービック	75

ゆ

ユーエフティ	70
ユーリック	80
ユリーフ	79
ユリナロン	82
ユリロシン	81

よ

ヨウフェナック	74

ら

ライペック	75
ラステット	71
ラトボレール	82
ランダ	71

り

リストリーム	78
リボール	80
リンゲリーズ	75

る

ルアダン	82
ルナシン	70

れ

レコルク	78
レトラック	75
レビトラ	83
レボフロキサシン（水和物）	67

ろ

ロキソート	75
ロキソニン	75
ロキソプロフェン	75
ロキソプロフェンナトリウム（水和物）	75
ロキソマリン	75
ロキフェン	75
ロキプロナール	75
ロキペイン	75
ロゼオール	75
ロブ	75
ロラーム	82
ロルフェナミン	75
ロンステロン	78

Memo

Memo

Memo

Memo